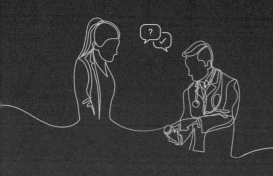

초 연 결 사 회

똑똑한 약국은
어떻게 움직이는가

저자 ｜ 주경미

도서출판정다와

초연결사회
똑똑한 약국은 어떻게 움직이는가

약학의 깊이와 경영의 통찰이 만난다

고객의 정신건강을 향한 따뜻한 시선까지

약국 서비스의 새로운 길을 제시하다

샛별약사에게 보내는 서비스의 여정, 호감에서 신뢰까지

드리는 글

실천하지 않는 이론은 힘이 없습니다

어제와 같은 서비스를 반복하며 약국의 불황을 논하고 있지 않으십니까?

새로운 서비스를 시도했지만, 눈에 띄는 성과가 보이지 않으십니까?

누구나 하는 기본적인 서비스를 제공하면서 고객의 반응이 없다고 불평하고 있지는 않으십니까?

이 책을 집필하게 된 계기는 바로 이러한 질문들에 대한 고민에서 시작되었습니다. 약국은 단순히 약을 조제하고 판매하는 곳을 넘어서, 지역사회의 건강과 행복을 책임지는 중요한 역할을 담당하고 있습니다. 특히, 최근 약국에 대한 기대는 단순한 약 판매를 넘어 맞춤형 건강 상담과 감정적 지지까지 제공하는 방향으로 확장되고 있습니다.

초연결사회에서 약국의 역할

우리는 초연결사회 속에서 살고 있습니다. 정보와 사람이 끊임없이 연결되는 이 시대에, 약국의 서비스는 더 이상 단순한 공간 제공에 머무르지 않습니다. 약국은 지역사회의 건강 플랫폼으로서 개인과 가족, 의료기관과 연계해 보다 포괄적인 건강 관리 서비스를 제공하게 될 것입니다.

특히, 데이터 기반의 맞춤형 건강 상담, 온라인 상담과 오프라인 상담의 연계, 지역 커뮤니티 내 신뢰 네트워크 형성 등 초연결사회의 약국은 국민의 건강과 삶의 질을 향상시키는 동반자로 자리 잡아 갈 것입니다.

초연결사회에서 약국이 고객과 지역사회의 건강을 선도하려면, 약국 서비스는 고객 중심적이고 혁신적이어야 합니다.

약사가 보유한 전문성과 데이터를 결합하여 개인화된 건강 솔루션을 제공하고, 고객의 삶에 긍정적인 영향을 미치는 서비스를 고민해야 합니다. 이러한 변화는 약국의 가치를 재정의하고, 새로운 신뢰 관계를 만들어갈 기반이 될 것입니다.

이 책이 약국이 지역사회에서 건강 상담센터로 자리매김하며, 약사와 고객 간의 의미 있는 상호작용을 만들어가는 데 도움이 되기를 바랍니다. 미래 약국의 인간적인 기능을 위한 서비스와 그 실천 방안을 제시해보겠습니다.

이 책의 구성

이 책은 네 부분으로 구성되어 있습니다.

Part 1. '고객을 향한 진심, 현장에서 배우는 서비스 사례'에서는 필자가 직접 경험한 다양한 사례를 통해 고객과의 관계에서 진심이 어떻게 변화를 이끌어내는지를 보여줍니다. 약사가 개개인에게 맞춤형 상담을 제공하며, 진정성 있는 관계를 구축할 수 있는 서비스 아이디어를 생각해봅니다.

Part 2. '**약국 서비스의 상호작용, 고객 경험을 완성하는 요소들**'에서는 서비스 이론을 바탕으로 고객과의 관계에서 약사가 고객에게 깊은 신뢰와 편안함을 전달할 수 있는 방법을 제시합니다. 이러한 상호작용 요소들은 고객 경험을 다양화하게 하고, 지역 약국이 고객과의 신뢰를 쌓는 데 중요한 역할을 한다는 점을 강조합니다.

Part 3. '**약국의 심리적 안전망 역할: 예방, 모니터링, 그리고 지원**'에서는 정신건강 문제의 예방과 관리에 있어서 약사의 중요한 역할을 설명합니다. 약사는 의약품을 처방받고 사용하는 환자와 밀접하게 상호작용하는 약료 전문가로서, 환자의 건강 상태에 대해 중요한 정보를 얻을 수 있는 위치에 있습니다.

특히, 정신건강 문제는 다양한 만성질환이나 환경적인 변화로 인해 발생하거나 악화될 수 있기 때문에, 약사는 이를 잘 인식하고 적절한 지원을 제공하는 역할을 할 수 있습니다. 첫째, 약사는 환자의 약물 복용 상태를 모니터링하고, 약물의 부작용이 정신건강에 미치는 영향을 점검할 수 있고, 둘째, 약사는 환자에게 스트레스 관리 방법이나 심리적 안정을 돕는 기법에 대해 안내할 수 있으며, 셋째, 정신건강 문제의 징후가 발견되면, 이를 전문가와 연계하여 적절한 치료를 받을 수 있도록 도울 수 있습니다.

또한, 필자가 공부하면서 상담한 동료 약사들의 정신건강 상담 사례는 약사들이 자신의 정신건강을 관리하며 돌보는 방법을 배우게 될 것입니다. 이로 인해 자신이 겪고 있는 어려움을 더 잘 이해할 수 있을 뿐만 아니라, 정신건강 관리에 어려움을 겪고 있는 고객들에게도 보다 효과적으로 도움을 줄 수 있을 것입니다. 궁극적으로 약사가 자신이 겪고 있는 정신적 고통을 이해하고 '심리적 안전망' 역할을 할 수 있게 되면 고객들에게 제공하는 서비스의 질을 높이는 데도 큰 도움이 될 것입니다.

Part 4. '샛별 약사와 함께하는 서비스의 여정, 호감에서 신뢰까지'에서는 고객을 이해하고 그들의 관점에서 바라보는 서비스의 중요성을 함께 탐구합니다. 약국을 찾는 다양한 고객들의 필요와 기대를 이해하는 것이 바로 고객 중심 서비스의 출발점입니다. 샛별 약사와의 대화를 통해, 고객의 눈높이에 맞춘 서비스 제공 방법과 이를 통해 고객에게 신뢰를 쌓고 긍정적인 경험을 나누는 법을 얘기합니다. 그리고 고객 중심의 접근은 단순한 이론에 그치지 않으며, 약국을 건강 파트너로 자리잡게 만드는 실질적인 과정임을 강조합니다. 고객 한 분, 한 분을 진심으로 이해하고 그들의 입장에서 서비스를 제공하는 것이야말로 그 가치를 실현하는 길이라는 것을 설명하고 있습니다.

이 책을 통해 약국 서비스의 질이 향상되어 더 많은 고객들이 자신에게 필요한 맞춤형 건강 상담과 따뜻한 돌봄을 받을 수 있기를 바랍니다. 약사가 제공할 수 있는 진정한 서비스가 고객의 삶에 긍정적인 영향을 미치기를 기대하며, 지역 약국들이 지역사회에 더 큰 가치를 전달하는 작은 출발점이 되기를 소망합니다.

2025.3
주경미 드림

목 차

드리는 글

Part 1
고객을 향한 진심,
현장에서 배우는 서비스 사례

1. 첫 인상이 모든 것을 바꿀 수 있다 – 014

2. 가장 가까운 고객, 직원부터 챙기기 – 015

3. 직원을 주인으로 만든 섬김 리더십 – 016

4. 직원의 진심과 시스템의 시너지 – 017

5. 한발 앞선 미리미리 서비스 – 018

6. 작은 배려 하나, 1+1=100 – 020

7. 민감한 주제에 대한 대화법은 따로 있다 – 022

8. 스킨십의 위력 – 024

9. 고객이 지켜보고 있다 – 026

10. 배려의 깊이만큼 가까운 마음의 거리 – 028

11. 약국 앞을 지나는 모든 사람이 약국 고객 – 030

12. 서비스 품질을 결정하는 힘 – 032

13. 들리는 서비스, 재방문을 확신하게 하는 믿음 – 034

14. 최고의 처방은 대화 속에 있다 – 036

15. 까다로운 고객이 완소 고객이다 – 038

Part 2

약국 서비스의 상호작용,
고객 경험을 완성하는 요소들

1장. 약국 서비스의 이해 – 042

    1. 서비스의 본질과 약국 서비스 특성

    2. 고객 유지를 위한 서비스 전략

2장. 약국 서비스 경쟁력은 사람에서 시작된다 – 048

    1. 서비스 인재 채용

    2. 서비스 마인드 경영

    3. 내부 직원 간 팀워크 강화

3장. 약국의 이미지를 리브랜딩하다 – 061

    1. 고객에게 어필하는 약국 이미지 설계

    2. 밝은 표정과 따뜻한 목소리로 감동을 전하다

    3. 전문성을 더하는 복장과 용모 관리

4장. 고객과의 소통 : 약국 커뮤니케이션기술 – 067

    1. 첫인상을 좌우하는 인사법

    2. 신뢰를 쌓는 대화 스킬

    3. 전문성을 담은 상품 정보의 전달

    4. 신뢰와 호감을 만드는 세련된 매너

5장. 고객을 중심에 둔 약국 관리 – 081

    1. CRM의 이해와 고객 가치 창출

    2. 효과적인 고객 관리 노하우

　　　3. 불만 고객의 해결과 관리

　　　4. 도전적이고 까다로운 고객 대응

　　　5. 불만고객, 도전고객 : 약국 사례와 처리 과정

6장. 약국 서비스 품질 관리로 신뢰를 구축하다 – 094

　　　1. 서비스 품질의 개념과 중요성

　　　2. 서비스 품질을 객관적으로 측정하기

　　　3. 내 약국의 서비스 청사진 설계하기

　　　4. 직원 교육과 역량 강화를 통한 서비스 최적화

Part 3

'약국의 심리적 안전망 역할' 예방, 모니터링, 그리고 지원

1장. 약사의 역할 : 정신건강 문제 인식과 관리의 중요성 – 108

2장. 약사가 알아야 할 주요 정신건강 상담하기 – 111

　　　1. 스트레스장애(Stress disorder)

　　　2. 신체화반응(Somatic Symptoms)

　　　3. 섭식장애(Eating Disorder)

　　　4. 수면장애(Sleep Disorder)

　　　5. 사회불안장애(Social Anxiety Disorder)

　　　6. 만성피로장애(Chronic Fatigue Syndrome, CFS)

　　　7. 분노조절장애(Intermittent Explosive Disorder, IED)

　　　8. 강박장애(Obsessive–Compulsive Disorder, OCD)

　　　9. 주의력결핍 과잉행동장애(Attention–Deficit/Hyperactivity Disorder, ADHD)

　　　10. 공황장애(Panic Disorder)

3장. 약사의 자기 관리와 정신건강 – 161

4장. 약사 정신건강 상담 사례와 솔루션 – 164

　　　사례 1 : 업무 스트레스와 감정 소진으로 인한 정신적 피로를 호소하는 약사

　　　사례 2 : 개인적인 문제로 약국 업무에 집중하지 못함을 호소하는 약사

사례 3 : 가정의 경제적인 가장이 되어 불안함을 호소하는 약사

사례 4 : 약국 직원 간 갈등으로 인한 인간관계의 어려움을 호소하는 약사

사례 5 : 병원 이전 후, 급성 스트레스로 섭식장애 및 불면증을 호소하는 약사

사례 6 : 약국 업무 과중과 개인적 기대 충족 간의 갈등을 호소하는 약사

Part 4

샛별약사에게 보내는 서비스의 여정, 호감에서 신뢰까지

1. 시작하며 : 약사로서 첫 마음의 소중함 – 180

   "약사의 진심이 고객에게 전달되는 방식이란 이런 것이야."

2. 무한 경쟁의 시대에서 살아남기 – 183

   "지금은 무한 경쟁의 시대야. 고객에겐 다양한 선택지가 있어."

3. 현대 서비스의 개념과 변화 – 186

   "과거 약국 서비스와 현대 서비스는 차이는 고객중심이야."

4. 공감과 신뢰를 쌓아가는 법 – 189

   "때로는 너의 진심이 전해지지 않을까 봐 불안할 수도 있어."

5. 고객의 눈높이에 나를 맞추기 – 192

   "우리 고객들은 다양한 연령대와 특성을 가지고 있어."

6. 약사의 도덕적 책임과 역할 – 195

   "약사로 살아가는 동안 〈나는 9–star Pharmacist 인가〉 자문하자."

7. 고객을 위한 윤리적 실천: 약사의 선택 기준 – 199

   "윤리가 없는 친절은 결국 진심이 없는 관심일 뿐이야."

8. 빅데이터를 활용한 약국의 변신 – 202

   "내 약국이 잘 되는 이유, 빅데이터가 답하다."

참고문헌 – 206

고객을 향한 진심
현장에서 배우는
서비스 사례

1
첫인상이 모든 것을 바꿀 수 있다

미국의 최고의 갑부였던 카네기 부인이 어느 날, 수행원 없이 시내에 나갔다가 폭우를 만났다. 비를 피하기 위해 유명 대형백화점 정문 앞에 서 있었는데, 그때 한 직원이 다가와 퉁명스럽게 말했다. "현관문을 막고 있으면 영업에 방해가 되니 비켜 주십시오." 카네기 부인은 쫓겨나듯 그곳을 떠나 근처의 작은 백화점 정문으로 갔다. 거기서도 비를 피하고 있었는데, 백화점 직원이 비를 맞으며 달려 나와 말했다. "비가 멈추려면 시간이 좀 걸릴 것 같습니다. 안으로 들어오셔서 편히 기다리시죠." 친절하게 안내하는 그 직원의 배려에 감동한 카네기 부인은 다음 날, 이 소형 백화점에 전화를 걸어 생필품을 대량 주문했다. 그리고 전날 자신을 친절히 안내했던 직원이 직접 배달해 줄 것을 요청했다. 난생처음 엄청난 양의 주문을 받은 직원은 물품을 가득 싣고 저택으로 갔고, 그 앞에서 미소로 기다리는 카네기 부인을 다시 만났다. 이후 카네기 부인은 이 작은 백화점의 단골 고객이 되었고, 그 친절했던 직원은 승진해 백화점의 임원이 되었다. 입소문을 통해 백화점의 고객은 점점 늘어났고, 결국 이 소형 백화점은 미국 굴지의 대형 백화점으로 성장했다.

이 일화가 알려지면서 미국 백화점 업계에서는 직원 교육 시 "모든 고객을 카네기 부인처럼 대하라"는 말을 구호처럼 사용하게 되었다.

우리 약국에도 카네기 부인이 다녀갔을지 모를 일이며 앞으로도 언제 찾아올 지 모를 일이다. 겉으로 보기에 사소해 보이는 고객이라도 한결같은 마음으로 정성을 다해 대하는 것이야말로 초심을 지키는 서비스의 출발이다.

2
가장 가까운 고객, 직원부터 챙기기

몇 해 전, 일본 박람회에 함께 간 김약사님은 가는 곳마다 약국 직원들에게 줄 선물을 사느라 바빴다. 맛있는 식당에서 식사를 하면서도 직원들이 좋아할 메뉴라며 직원들과 함께하지 못하는 아쉬움을 표현했다. "약국에는 별로 계시지도 않는 것 같은데, 직원들은 그렇게 챙기세요?"라고 농담 삼아 묻자 김약사님은 이렇게 답했다.

"제가 없어야 약국이 잘 됩니다. 근무약사가 없으면 돌아가는 고객도 있어요. 저 없으면 아무도 묻지 않지만, 우리 직원이 없으면 어디 갔냐고 궁금해하죠. 우리 약국 손님은 저보다 직원들을 더 좋아합니다. 저는 직원들 기분 맞추는 일만 하면 돼요. 직원들이 맛있게 먹을 음식과 좋아하는 책을 사주는 것, 약국 환경을 바꾸자고 하면 들어주는 것, 그게 제가 할 줄 아는 전부입니다."

처음 김약사님을 만났을때는 본인 약국의 단골 고객이 누구인지도 잘 모르는 것 같았고, 약국장으로서 중심을 잡지 못하고 직원들에게 휘둘리는 것 같다는 생각도 했다. 하지만 그것은 큰 오산이었다. 김약사님은 직원들이 몇 배의 고객을 창출할 수 있는지를 잘 알고 있었고, 직원들을 통해 단골 고객들을 관리하는 방법도 너무나 잘 아는 현명한 오너였다.

겉으로는 어수룩해 보이던 김약사님이지만, 실제로는 진정한 서비스의 고수였다. 그의 말이 자꾸 귀에 맴돈다. "저는 약국 직원들한테만 잘하면 돼요!"

3
직원을 주인으로 만든 섬김 리더십

"원장님, 이 병원은 매년 여름휴가를 일찍 하던 데, 올해는 언제 하시는지 미리 알려주세요. 진료 예약 날짜를 잡아야 하거든요." "아직 간호사들이 결정을 못 했나 봅니다. 일주일 내로 정해서 공지하겠습니다." "여름휴가 일정을 간호사들이 정하나요?" "네, 일 년에 한 번 있는 여름휴가라서 간호사들 우선으로 정합니다. 성수기가 아닌 시기에 저렴하고 여유롭게 휴가를 보낼 수 있도록 하기 위해서죠."

이 병원이 해마다 성수기가 아닌 초여름에 휴가를 가는 이유가 궁금했는데, 간호사를 배려하는 원장님의 깊은 생각이었구나 하는 생각에 간호사에게 다시 물었다. "여기 병원은 대부분의 일을 간호사님들이 결정하시나 봐요?" "네, 우리 병원은 웬만한 일은 간호사 중심이에요. 월 2회 토요일 휴무 날짜도, 매월 구독하는 잡지도, 실내 가구를 바꾸는 일도, 여름휴가 일정을 정하는 일도 간호사들이 결정한 뒤 원장님께 알려드리죠. 이번에 바꾼 대기실 소파도 제가 종일 발품을 팔아 산 거예요. 원장님은 백화점에서 유명 메이커 소파를 사려고 하셨는데, 제가 가구단지에 가서 비슷한 소파를 거의 반값에 구입했죠."

왜 이 병원의 간호사들이 십수 년씩 오랫동안 근무하며 주인처럼 환자를 대하는지 이유를 알 것 같았다. 병원에 갈 때마다 느꼈던 −간호사들이 원장을 고용했나− 하는 궁금증이야말로 이 병원의 경쟁력이었다.

4
직원의 진심과 시스템의 시너지

아들의 여드름 치료를 위해 유명하다는 정 피부과에 예약을 했다. 병원은 듣던 대로 대기실이 초만원이었다. 홍보를 잘해서인지, 고급스러운 인테리어 때문인지, 아니면 의사의 진료 수준이 뛰어나 환자의 만족도가 높은 것인지 궁금해졌다. 그래서 의사와 간호사들의 동선을 따라가며 그들의 접객 태도를 유심히 살펴보았다.

"김 선생, 커피 부탁합니다." "네~ 원장님!" 밝고 상냥한 목소리로 대답한 간호사는 추출한 원두커피를 컵에 따르고는 하트 모양의 포스트잇을 붙였다. 무엇을 메모했는지 궁금해 슬쩍 살펴보니 "원장님, 오늘 환자가 많아 피곤하시지요? 우리 원장님 최고!"라는 문구가 쓰여 있었다.

그 순간, 멍하니 간호사들을 지켜볼 수밖에 없었다. 서너 명의 간호사들은 밀려드는 환자들에게 모두 한결같이 친절하고 따뜻한 태도로 응대하고 있었다.

"어떻게 이렇게 모든 환자들에게 잘하시나요? 지치지 않으세요?" 내 질문에 간호사가 환히 웃으며 대답했다. "저희는 50분 일하고 교대로 10분씩 쉬어요. 원장님이 학교처럼 근무 시스템을 만들어 주셨어요. 그런데 환자가 많으면 간호사들이 스스로 쉬지도 않아요."

환자들 앞에서 간호사들을 존중하며 존대어를 사용하는 의사, 원장님의 피곤을 진심으로 걱정하며 배려하는 간호사, 그리고 간호사들이 지치지 않도록 배려한 근무 시스템. 이 병원을 성공으로 이끄는 원동력은 바로 내부 고객인 직원들의 활력이었다.

5
한발 앞선 미리미리 서비스

얼마 전 한 아이 엄마가 인터넷에 올린 글을 본 적이 있다. 글의 내용은 아이 둘을 데리고 레스토랑에 갔는데, 당연히 알아서 제공해 주어야 할 서비스를 요청해야만 받을 수 있었고, 불쾌한 경험들도 겪어서 다시는 그 레스토랑을 이용하지 않겠다는 것이었다.

아이 엄마가 생각한 당연한 서비스란, 아이들을 데리고 들어온 것을 보고도 아이 의자를 요청하기 전에는 가져다주지 않은 점, 음료 리필을 여러 번 요청해야 겨우 한번 해 준 점, 그리고 테이블에 냅킨이 없는데도 말을 하기 전까지는 보충하지 않은 점 등이었다.

겉으로 보기엔 단순히 요청해서 받으면 되는 문제로 보일 수도 있지만, 요즘 많은 레스토랑에서는 이러한 '미리미리 서비스'가 이미 일반화되어 있다. 평소에 이런 서비스를 흔히 경험한 사람들에게는 이것이 기준이 되었고, 기준에 미치지 못하면 불쾌함으로 이어지는 것이다.

얼마 전 미국에 있는 가족을 방문했을 때, 시카고의 한 레스토랑에 갔다. 음식 가격이 일반 식당의 두 배 가까이 되는 것을 보고 들어온 것을 후회했지만, 식사를 하면서 그 생각은 금세 사라졌다. 물 잔, 와인 잔, 커피잔, 빵 접시는 비어 있을 틈이 없었고, 코스마다 포크가 새것으로 교체되었다. 손으로 먹는 음식에는 여분의 냅킨이 놓였고, 디저트 한 접시에는 두 개의 포크가 준비되었다. 음식을 남긴 것을 보고 요청도 하기 전에 싸갈 수 있는 용기를 준비해 주었다. 무엇인가를 요청하려는 순간 이미 필요한 모든 것이 테이블 위에

놓여 있었던 것이다.

서비스 덕분에 동행한 사람들과 즐거운 시간을 보낼 수 있었고, 서빙 직원의 세심한 배려에 감사해하며 팁을 두 배로 주었다.

약국은 식당처럼 고객 한 명 한 명에게 맞춤형 서비스를 제공하기는 어렵지만, 고객의 생활권과 방문 패턴이 비교적 일정하기 때문에 수요를 예측하기가 쉽다.

예를 들어, 단골 고객이 정기적으로 구입하는 제품이 있다면 미리 준비해서 안내하는 것도 사전 서비스의 한 방법이 될 수 있고 꽃가루 알레르기나 장염처럼 계절성 질환이 유행하는 시기에는 예방 정보와 생활 수칙을 미리 제공하고, 관련 제품을 추천하는 것도 미리 준비하는 서비스가 될 것이다.

6
작은 배려하나, 1+1=100

연휴에 대청소를 하다가 침대를 번쩍 들었는데, 그 순간 그대로 고꾸라지고 말았다. 허리 통증으로 한 걸음도 떼지 못해 근처 정형외과를 찾았다. 의사는 척추압박골절이 의심된다며 엑스레이를 찍어보자고 했다. 환자복을 갈아입으려는데, 사이즈 구분 없이 쌓여 있는 환자복들 사이에서 맞는 옷을 찾으려고 애를 썼다. 하지만 결국 적당한 사이즈를 찾지 못해 눈짐작으로 골라 입었다. 너무 큰 옷은 보기에도 어색했고 움직이기도 불편해서 검사받는 동안에 집중하기가 어려웠다.

며칠간 통원치료를 받았지만 쉽게 호전되지 않았다. 그러던 중 침과 뜸 치료를 받기 위해 선배가 추천한 한의원을 찾았다. 그곳에서도 환자복을 입는 과정은 동일했는데, 이번에는 직원이 먼저 옷 사이즈를 물어보고는 맞는 옷을 찾아 친절하게 두 손으로 건네주었다. "허리가 아프시니 앉아서 천천히 입으세요."라는 따뜻한 말도 잊지 않았다. 그 말 한마디에 마음이 편안해지고, 여기서는 뭔가 빨리 나을 것 같다는 느낌이 들었다.

대기실에서 기다리는 동안 주변을 둘러보니, 그곳의 서비스는 단지 탈의실 직원만의 친절함이 아니었다. 같은 질문을 반복하는 환자들에게 몇 번이고 친절하게 대답해 주는 간호사, 요청이 많은 환자들에게도 긍정적으로 응대하는 물리치료사 등 모든 접점에서 직원들의 서비스가 일관되게 훌륭했다.

'다른 곳에서는 차도가 없던 증상이 여기 와서야 나았다'는 이야기가 여기저기서 들려왔다. 질병의 치유나 증상 개선은 단순히 의료 기술이나 약물 복용에만 의존하는 것이 아니라는 생각이 들었다.

남들이 하지 않는 작은 배려 하나를 더함으로써 불안하고 두려움 속에 있는 환자의 마음을 편안하게 만들어주는 그곳의 직원들이야말로 진정한 치유자들이 아닐까.

7
민감한 주제에 대한 대화법은 따로 있다

고관절 치환술을 받고 입원 중인 어머니가 어느 날 재활치료를 받으러 가지 않겠다고 거부하셨다. 담당 간호사는 "할머니, 하루라도 빠지면 걷지 못하고 계속 누워 계셔야 해요. 그래도 괜찮으시겠어요?"라며 설득했지만, 어머니의 고집은 꺾이지 않았다. 간호사는 "계속 이러시면 주치의한테 이를 거예요. 혼나고 나서 가실 건가요?"라고 냉정하게 말하고 병실을 나가버렸다.

잠시 후, 간호사의 말을 들은 여자 주치의가 웃는 얼굴로 병실에 들어왔다. 그녀는 "할머니, 재활치료를 받으러 가시기가 싫으세요? 여태 잘하셨는데 오늘은 마음이 안 내키시나 봐요? 혹시 불편하신 점이라도 있으셨나요?"라며 환자가 재활치료를 거부하는 이유부터 묻기 시작했다. 어머니는 기다렸다는 듯 하소연을 하셨다. "사실은요, 수술 후에 가스가 많이 차요. 재활치료 중 다리를 올릴 때마다 가스가 심하게 나와요. 소리도 크고 냄새도 나서 주위 사람들에게 미안해서요."

젊은 주치의는 금방 상황을 이해하고는 "아, 그러셨군요. 뱃속 가스부터 없애고 편안하게 재활치료를 받으실 수 있게 해드릴게요. 오늘은 약을 드시면서 재활치료를 하루 쉬도록 할게요" 하며 어머니를 안심시켰다.

어머니는 전신마취 후 대장 운동의 불균형과 재활치료의 긴장감으로 가스가 심하게 차고 있었는데, 이를 이해하지 못하고 어머니 마음을 상하게 했던 간호사가 원망스러웠다. 만약 주치의가 아니었다면, 어머니는 재활치료를 거부해 수술 효과를 보지 못하고 장 문제도 그대로 방치되었을 것이다.

환자의 입장에서 〈왜〉라는 물음으로 시작해 공감과 이해를 보여주었던 그 대학병원의 젊은 주치의를 절대 잊을 수 없다. 만약 그 의사가 개원한다면, 우리 가족은 평생 그 병원의 고객이 될 것이고, 열렬한 홍보대사가 되어있을 것이다.

혹시 그 의사가 개원이라도 한다면 우리 가족은 그 병원의 평생 고객이 될 것이고 열렬한 홍보대사도 마다하지 않을 것이다.

8
스킨십의 위력

어머니가 고열로 ○○대 병원 응급실에 실려 가셨다. 여러 검사 결과, 백혈병 진단을 받았고, 간경화까지 겹쳐 칼날 위를 걷는 듯한 항암 치료과정이 시작되었다. 어머니의 투병은 가족 모두에게 큰 시련이었고 특히, 항암치료 부작용으로 입안에 캔디다증이 생겨 음식조차 드시기 어려워져 어머니의 고통은 이루 말할 수 없었다. 그때마다 어머니는 책을 읽으며 마음의 위안을 찾으셨다.

어머니의 주치의는 특별한 방식으로 환자와 가족에게 다가왔다. 매일 병실을 방문할 때면, 먼저 따뜻한 대화로 어머니와의 시간을 시작했다.

"할머니, 시를 참 좋아하시나 봐요. 제 이름도 시인 김○○와 같아요." "오늘은 수필집을 보고 계시네요. 저도 꼭 읽어보고 싶었던 책인데, 다 읽으시면 저 좀 빌려주세요."

때로는 어머니의 손을 잡아주며 따뜻한 눈빛을 보내고, 때로는 부은 다리를 주물러 드리며 고통 속 어머니에게 위안을 전했다.

"할머니, 식초를 자주 드시던데, 어떤 게 제일 좋아요?" "오늘 모자 너무 멋져요! 직접 뜨신 거예요? 머리카락이 자라도 이 모자는 계속 쓰시면 정말 잘 어울리실 것 같아요."

죽음을 자주 언급하셨던 어머니는 심리적 안정감을 찾기 시작했고, 마침내 회복의 길로 접어들었다. 항암치료 계획은 격월로 조정되었고, 퇴원이 결정되었다. 퇴원 당일, 잘 걷지도 못하던 어머니는 교수님 연구실을 직접 찾아가 병원에 올 때마다 찾아뵈어도 되는지 묻고 감사의 마음도 전하고 가자고 하셨다.

의료 현장에서 이성과 감성을 적절히 균형 잡아 환자를 케어하는 일은 결코 쉽지 않다. 특히 암 환자들에게 정서적 지지는 생존 기간에도 영향을 미친다는 보고가 있을 정도로 치료 효과에 중요한 역할을 한다. 이러한 이유로 대학병원들은 암 교육센터를 운영하며, 환자와 가족의 심리적 욕구를 충족시켜 치료 효과를 극대화하려고 노력한다.

약국 또한 다르지 않다. 약국을 찾는 환자들에게 심리적 안정감을 주는 것은 환자의 치료에 정서적 지원을 더하여 진정한 돌봄을 실천하는 길일 것이다.

9
고객이 지켜보고 있다

전립선 비대증을 앓고 계신 아버지를 모시고 병원에 갔을 때, 뜻밖의 상황을 목격했다. 우리는 비뇨기과 대기석에서 기다리고 있었고, 그때 나이 지긋한 노인 한 분이 병원에 들어와 카운터 직원과 대화를 시작했다. 그 노인은 여든살이 넘어 보였고, 몸이 자유롭지 못한 상태에서 혼자 병원을 찾은 것으로 보였다.

"오늘 예약했는데요,"

"성함이 어떻게 되세요?"

"○○○입니다."

"아, 예약자에 없는데요. 언제 하셨죠?"

"오늘 세 시로 예약했는데요,"

"아니요, 진료 예약을 언제 하셨냐고요?"

"한 일주일 전쯤 예약했어요,"

"예약하신 날짜를 정확히 아셔야 해요. 오늘 날짜로 예약되어 있지 않아요."

"예약한 날짜가 왜 중요한 거죠? 이름과 연락처도 정확히 얘기했잖아요."

"다른 날짜로 예약하셨나 보네요… 어쨌든 오늘은 예약이 안 되어 있어요."

병원직원은 병원의 오류일 수도 있는 문제를 예약날짜를 모른다고 한 노인 환자에게 모든 책임을 돌렸다. 몸도 자유롭지 못한 노인 환자를 위해 상황을 해결하려는 배려는 전혀 찾아볼 수 없었던 병원 직원의 행동을 지켜보시던 아버지는 불편한 표정을 지으셨다. 그리고는 아버지 예약시간에 그 노인 환자를 넣어달라고 하자고 말씀하셨다.

아버지도 보호자 없이 이 병원에 오셨다면, 동일한 상황에서 같은 무례를 겪으셨을지 모른다는 생각이 들었다. 아버지 말씀대로 카운터로 다가가 직원에게 말했다. "저의 아버지 예약 시간에 이 할아버님을 넣어주세요. 저희는 다시 예약하고 오겠습니다."

직원은 잠시 당황했을 뿐, 좀 전의 본인의 행동을 돌아보는 것 같지는 않았다.

노인 환자들은 신체적인 불편함은 물론이고 인지장애가 있는 경우도 있고 정신적으로 위축되어 있는 경우도 많다. 이러한 환자들에 대한 배려없이 절차와 규정에 대한 원칙만을 강조한 그 병원에 우리 가족은 다시 갈 일이 없었다.

10
배려의 깊이만큼 가까운 마음의 거리

모 제약사의 영업부장을 맡고 있는 박 부장은 어느 날 약사회 임원의 결혼식장에서 거래처 약사인 이 약사를 만났다. 평소 좋은 관계를 유지하던 두 사람은 반갑게 인사를 나누었지만, 이 약사는 박 부장의 인사를 받아들이지 않고 서둘러 자리를 피했다. 갑작스러운 상황에 당황한 박부장은 자신이 무엇인가 잘못한 것은 아닌지 불안해졌다. 그래서 두 사람을 함께 아는 전문매체 기자에게 이 이야기를 전했다.

며칠 후, 그 기자가 이 약사에게 박 부장과 무슨 일이 있었는지 물었다. 이에 이 약사는 다음과 같이 대답했다. "박 부장님이 허리를 숙여 인사하는데, 옆에 보니 아드님이 계시더군요. 제가 만약 박 부장님을 반갑게 맞이하고 이야기가 길어지면, 아드님이 '우리 아버지가 왜 젊은 약사에게 굽실거리는 걸까' 하며 속상해할까 봐 얼른 자리를 피한 거예요."

박 부장은 이 약사의 배려심 깊은 말을 전해 듣고 말문이 막혔다. 다시 이 약사를 찾아가 깊은 감사를 표하며 정중하게 큰 절을 올렸다. 이후 박 부장은 "아빠가 이렇게 멋진 약사와 일하고 있다"는 이야기를 아들에게 전했다고 한다.

이 사건 이후, 박부장은 주변 지인들에게 감동적인 이야기를 나누며 이 약사의 약국을 소개했고, 이후 많은 사람들이 이 약국의 단골 고객이 되었다.

정 약사님은 명절과 크리스마스가 다가오면 어김없이 연령별로 선호하는 선물이 무엇인지 질문을 하신다. 거래하는 제약사의 영업직원들에게 카드에 손수 글을 써서 선물과 함께 전하면서 본인 약국에는 선물을 보내지 말고, 다른 약국에 신경 쓰라고 당부도 하신다.

　제약사를 그만두고 지방에서 분식집을 차려 성공한 전직 제약사 직원은 매번 선물을 챙겨주시던 정약사님을 잊지 못하고, 지금도 명절이면 가장 먼저 정 약사님에게 선물을 보내드린다고 한다.

　약국에는 일반 고객뿐만 아니라 내부 직원, 제약사 및 유통사 영업직원 등 다양한 유형의 고객들이 있다. 이들에 대한 진심어린 배려와 헤아림은 단순한 거래관계를 더욱 깊고 의미 있게 만들어가면서 함께 성장하는 기반이 된다.

11
약국 앞을 지나는 모든 사람이 약국 고객

아이가 초등학교 1학년 때 인근 동네 아파트 상가에 있는 수영장에 다녔다. 어느 날 퇴근 후 아이의 수영복을 빨려고 가방을 열어보니 '꿀떡 2000원'이라는 스티커가 붙은 떡집의 일회용 트레이가 들어 있었다. 돈이 어디서 나왔고, 떡은 언제 먹었는지 궁금해져 아이에게 물어봤다.

"아, 맞다. 엄마 2천원만 주세요. 내일 떡집에 갖다 드려야 해요."

"무슨 말이야? 떡을 외상으로 먹었단 말이야?"

자초지종을 듣던 필자는 아이 손을 잡고 당장 그 떡집으로 향했다.

아이는 수영을 마치고 귀가 셔틀버스를 기다리던 중, 바로 앞 떡집이 보였다. 운동 후 배가 고팠던 아이는 떡집에 진열된 먹음직스러운 떡을 보고 무작정 들어가 평소에 좋아하던 꿀떡을 가리키며 물었다.

"아저씨 이 떡 얼마예요?"

"이천 원이다."

"네…알겠습니다."

떡집은 손님들로 붐비고 있었고 돈이 없던 아이는 떡값만 묻고는 바로 가게를 나왔다. 가게 안이 한가해지자 아이를 발견한 떡집 아저씨가 밖으로 나와서 물었다.

"얘야, 아까 꿀떡 값을 물어봤지? 그런데 왜 안 사니?"

"아~ 제가 꿀떡을 좋아하는데요. 지금은 돈이 없어요. 엄마한테 이천 원 달라고 해서 사 먹을게요"

"얘야, 들어오너라. 아저씨가 지금 이 떡을 줄 테니 맛있게 먹고 다음에 수영장 올 때 돈을 가져오거라"

"와…정말이에요? 아저씨 감사합니다."

배가 무척 고팠던 아이는 집으로 오는 셔틀버스 안에서 떡을 다 먹고는 빈 트레이를 수영가방에 넣어 놓았던 것이다. 아이 말을 듣고 단숨에 떡집을 찾은 필자는 사장님 손을 덥석 잡고 깊은 감사를 전했다. 그리고 내 자식이 배고파 할 때 공짜로 떡을 주신 아저씨의 은혜를 오래도록 갚겠다고 결심을 했다.

그 이후, 명절 때나 제사 때는 물론이고 크고 작은 행사 때마다 떡을 주문하며 그 떡집의 단골이 되었다. 떡집은 고객의 추천을 받은 고객들로 연일 성황을 이어갔다. 프랜차이즈 떡집들이 우후죽순처럼 생겨난 상황 속에서도, 내 단골 떡집은 오랫동안 변함없이 사랑받고 있었다.

12
서비스 품질을 결정하는 힘

얼마 전, 선배 남편이 대장암 초기 진단을 받고 암 상담을 잘하는 병원을 찾고 있었다. 평소 절친한 약사 친구가 추천한 그 병원은 영양 치료와 자연치유를 잘하는 의사들이 운영한다고 알려져 있었고, 많은 사람들의 입소문을 통해 전문성을 인정받아 신뢰할 수 있다고 했다. 대체의학을 통해 보다 개인화된 치료법을 원했던 선배는 영양치료와 맞춤형 상담을 기대하고 그 병원을 방문했다.

병원에 들어서자마자 눈에 띈 대기 공간의 소파는 앉기조차 불편할 만큼 낡고 비위생적이었다. 의자 시트 곳곳에는 얼룩이 남아 있었고, 앉는 순간 푹 꺼지는 느낌은 불안감을 더했다. 대기 시간이 길어지자 목이 말라 정수기를 찾았지만, 겉보기에는 깔끔해 보이던 정수기에는 물이 고여 있었고, 꼭지 부분에는 이물질이 묻어 있어 사용이 꺼려졌다. 그녀는 생수를 사러 밖으로 나오면서 생각했다. 대기실 정수기를 이렇게 관리한다면 병원 전체의 위생 상태는 어떨까? 소파의 불편함과 정수기 위생에 대한 의문이 병원 전체의 신뢰로 번지자 다시 병원으로 들어갈 수가 없었다.

약국에서도 낡은 의자 하나, 얼룩진 정수기 하나가 고객의 마음속에서 예상보다 큰 불편으로 이어질 수 있다. 고객이 경험하는 서비스 품질 중 한 가지라도 실망스럽다면, 약국 전체에 대한 신뢰가 흔들리게 되어 고객 이탈로 이어질 수 있다.

결국, 서비스 품질을 결정하는 핵심은 단순히 제품이나 서비스의 완성도가 아니라, 고객이 느낄 수 있는 작은 불편까지 세심하게 배려하고 해소하려는 노력에 달려 있는 것이다.

　이제 약국은 단순히 제품을 구매하는 공간을 넘어, 건강 서비스를 포함한 전반적인 경험을 제공하는 곳으로 발전하고 있다. 서비스 품질은 단순히 제품의 완성도나 서비스의 속도에만 의존하지 않는다.

　진정한 서비스 품질은 고객과의 신뢰를 구축하는 데서 비롯되며, 이는 약국에서 고객이 접하는 모든 요소에서 불편함을 최소화하는 세심한 배려에서 시작된다.

13
들리는 서비스, 재방문을 확신하게 하는 믿음

한 번은 친구가 성수동에 있는 카페에 가자고 했다. 평소 SNS에서 많은 사람들이 추천하는 카페였는데, 언제나 본인을 기다리는 사람이 있다고 했다. 카페에 들어서자 아늑한 분위기와 인테리어가 마음에 들었다. 벽에는 따뜻한 색감의 그림이 걸려 있고, 곳곳에 작은 식물들이 놓여 있어 기분 좋은 공간이었다. 이미 많이 알려진 카페였고, 그날은 휴일이라 대기하는 사람도 너무 많아 오래 자리를 차지하기가 미안해서 한 시간쯤 지나 자리를 떴다.

그런데, 그 카페를 떠나면서 갑자기 등 뒤에서 들려온 한 마디가 나를 멈추게 했다. "안녕히 가세요! 또 오세요! 기다릴게요!" 그 인사는 마치 나를 다시 그곳으로 불러들이는 듯한 느낌을 주었다. 나는 잠시 멈춰 서서 그 소리가 들려온 방향을 보았다. 카운터에서 일하던 직원이 나를 보며 밝은 미소로 손을 흔들고 있었다. 친구가 내게 말했다. "저 인사, 진짜 기분 좋지 않아? 나를 기다리는 카페가 있다는 말, 이제 알겠지?"

등 뒤에서 들린 인사가 계속 머릿속을 맴돌았다. 카페의 아늑한 분위기와 식물 인테리어도 좋았지만, 그 직원의 '기다릴게요'라는 마지막 인사는 마치 내가 아주 중요한 사람처럼 느껴지게 했다. 그 이후로 나는 그 카페를 몇 번이나 다시 찾았다.

'들리는 서비스'는 고객과의 관계에서 매우 중요한 역할을 한다. 약국에서 제공하는 서비스는 시각적으로만 전달되는 것이 아니라, 고객의 귀에 직접적으로 닿을 때 그 영향력은 예상보다 훨씬 커진다. 서비스의 품질을 결정짓는 요소 중 하나가 바로 '음성적 상호작용'인데 이것은 고객이 약국을 떠나기 전에 들을 수 있는 마지막 인사나 세심한 배려의 말로 나타난다.

고객이 약국을 떠날 때 직원이 자연스럽게 건네는 한마디는 단순한 인사의 차원을 넘어 고객이 다시 방문하고 싶게 만드는 중요한 요소가 되기 때문이다. 또한, 그들이 경험한 좋은 서비스는 친구나 가족에게 전해지고, 소셜미디어에 공유되거나 지인들에게 추천되면서 더 많은 고객을 유치하는 효과를 낳을 수 있다.

이처럼, '들리는 서비스'는 고객과의 관계를 깊고 의미 있게 만들어, 약국의 지속적인 성공을 이끄는 또 하나의 열쇠가 될 것이다.

14
최고의 처방은 대화 속에 있다

[대화 1]

학생 : 파스 주세요.

약사 : 몇 장짜리 줄까?

학생 : 조금 들은 것이요.

약사 : 여기 있다.

[대화2]

학생 : 파스 주세요.

약사 : 어디에 붙일 거니?

학생 : 등이요.

약사 : 여기 있다.

[대화3]

학생: 파스 주세요.약사: 어디에 붙일 거니?

학생: 등이요.약사: 혹시 다쳤니? 아니면 근육통이 있니?

학생: 엄마한테 맞았어요.

약사: 저런, 어쩌다가… 엄마께서 많이 속상하셨나 보구나.

학생: 학원 땡땡이 쳤다고 파리채로 맞았어요.

약사: 아휴, 많이 아팠겠구나. 그런데 혹시 맞은 자리에 상처가 난 것 같니?

학생: 네, 속옷에 피가 묻었어요.

약사: 그랬구나… 그럼 지금 파스를 붙이는 건 좋지 않아.

상처가 더 나빠질 수 있거든. 우선 이 연고를 바르고, 소독하는 법도 알려줄게. 그리고 나중에 통증이 남아 있다면 파스를 붙이는 방법도 설명해 줄게.

[대화 1]에서는 고객이 단순히 "파스 주세요"라고 말했을 때 약사는 사용 목적이나 부위를 묻지 않고 몇 장을 원하는지만, 질문하여 고객의 증상이나 상태를 전혀 고려하지 않았다. 즉 고객의 표면적인 요구를 듣고 그대로 실행하여 부족한 정보로 고객에게 도움을 제대로 줄 수 없는 상황이었다.

[대화 2]에서는 약사가 "어디에 붙일 거니?"라고 질문했지만, 고객의 상태에 대한 구체적이고 심층적인 질문이 부족한 채로 파스를 단순히 건네기만 해서 등 부위에 파스를 사용하는 것이 적절한지, 상처가 있는지 등의 여부를 파악하지 않은 상황이었다.

[대화 3]에서는 약사가 고객의 상황과 감정을 충분히 이해해주고 적절한 처방과 조언을 제공하였다. 단순히 파스를 사용할 부위를 묻는 데 그치지 않고, 고객의 상태(다침, 근육통 여부 등)를 명확히 파악하려는 질문을 추가하였다. 또한 "저런, 많이 아팠겠구나"와 같은 공감 표현을 통해 고객이 자신의 어려움을 털어놓도록 돕고, 정서적 안정감을 주었으며, 학생이 느낄 수 있는 부끄러움이나 방어적인 태도를 배려하여 고객이 더 편안하게 상황을 설명할 수 있도록 유도하였다.

이처럼 고객은 자신의 정서적·신체적 상태를 이해하고 배려하며 문제 해결을 돕는 약사 앞에서 경계심을 낮추고, 보다 편안하게 증상을 이야기할 수 있다. 그 결과, 약사는 고객으로부터 더욱 구체적인 정보를 얻어 보다 적절하고 효과적인 솔루션을 제공할 수 있게 된다.

15
까다로운 고객이 완소 고객이다

모 제약사에서 근무할 당시, 학술교육, 마케팅, 소비자 상담실을 함께 맡게 되었다.

소비자 상담실을 맡게 된 계기는 까다로운 한 고객이 클레임을 제기했는데, 기존 대응으로는 해결이 불가능한 상황이었다. 회사에서는 여러 부서로 전화를 돌리던 중, 소비자가 약사의 전문적인 지식을 바탕으로 상담을 요청하자 필자에게 연결되었다.

단란 주점에서 일하는 한 여성이 허벅지에 파스를 붙였는데 알레르기가 발생해 피부가 붉게 부풀어 오른 상황이었다. 직업상 짧은 스커트를 입어야 하는데 일을 할 수 없게 되었다며 치료비와 일당을 보상해 달라는 것이 고객의 요구였다.

회사에서 첫 응대를 담당한 직원은 사용한 파스에서 그런 부작용이 거의 나타날 수 없다고 설명하면서, 술을 마셔서 상태가 악화된 것 아니냐고 소비자의 책임을 물었다. 게다가 허벅지에 난 알레르기 반응 때문에 일당까지 지급하는 것은 무리같다고 하자, 격분한 고객은 책임자와 얘기하겠다고 소리치다가 팔자에게 연결이 되었다.

필자는 우선 직원들의 응대에 대한 사과부터 하고는 고객이 있는 곳으로 가겠다고 위치를 물었다. 당신이 와서 무엇을 해줄 것이냐고 따져 묻는 고객에게 우선 허벅지 증상부터 치료하자고 하면서 그의 분노를 조금씩 누그러뜨렸다. 이후 고객이 살고 있는 동네로 가서 직접 만나 얼굴을 보며 안심시켰고,

허벅지 상처에 대한 치료부터 주선했다.

소비자 클레임에 대응하는 핵심은 깊이 있는 학술적 설명이 아니라, 고객의 입장에서 공감해주고, 무조건 들어주는 것부터 시작된다. 소비자가 화를 내면 함께 화를 내고, 슬퍼하면 함께 슬퍼하며 그가 진정으로 원하는 것이 무엇인지를 파악하는 것이다. 이후 소비자 상담실에서는 불만 제로를 목표로 하는 정성스러운 노력이 계속되었고, 불만 해결에 대한 고객의 만족도는 크게 향상되었다.

불만을 제기한 소비자가 문제 해결 과정에서 만족을 느끼면, 그 소비자는 불만을 제기하기 전보다 몇 배 더 높은 충성도를 가진 고객으로 변한다. 특히, 문제를 해결해 준 브랜드에 대해 더 긍정적인 태도를 가지게 되면서 장기적인 충성 고객으로 발전하고, 타인에게도 적극 추천하는 홍보대사가 될 수 있다.

충성고객이 되겠다고 불만을 제기하는 소비자들을 우리는 그냥 악성 소비자 정도로 이해하고 처리하고 있는 것은 아닌지 돌아볼 일이다.

약국 서비스의 상호작용,
고객 경험을
완성하는 요소들

1장
약국 서비스 이해

1. 서비스 본질과 약국서비스 특성

서비스 본질과 특징

"서비스"라는 단어는 다양한 맥락에서 여러 의미로 사용된다. 음료수를 무료로 제공하는 것처럼 무상 제공을 의미하기도 하고, 휴일에 가족을 위해 봉사하자는 표현처럼 봉사와 헌신을 뜻하기도 하며, 약국의 고객 응대 태도나 제품 구매 후 문제 해결을 돕는 고객 지원까지 포함된다.

서비스는 여러 방식으로 정의될 수 있는데, 경제학적 관점에서는 서비스를 "비생산적 노동" 또는 "비물질적 재화"로 정의하고, 마케팅 관점에서는 서비스를 "판매 목적 또는 상품 판매와 연계된 활동, 편익, 만족"으로 정의하며 현대 서비스는 점차 전문화, 다양화, 고급화되는 방향으로 발전하고 있다.

전문화란 병원이 비만, 척추, 치아교정 등 특정 분야에 특화된 의료서비스를 제공하는 것이고, 다양화는 은행이 단순 예금ㆍ대출을 넘어 보험, 펀드상품 판매까지 서비스 범위를 확장하는 것이며, 고급화는 동네 빵집이 고급 베이커리로, 이삿짐센터는 포장이사 서비스로 발전하는 것 등이다.

서비스는 다음 4가지를 특징으로 하며 각 문제점과 해결 전략은 다음과 같다.

서비스 특징	문제점	해결 전략
무형성	진열이나 저장 불가능 특허로 보호 불가능 가격 설정 근거 불명확	인적 접촉과 구전을 중요시 약국 이름과 이미지 관리 구매 후 커뮤니케이션을 시스템화하기
비분리성	대규모 생산 불가능 제공 시 고객이 있어야만 함	서비스 시스템 강조 서비스 직원 선발과 교육에 염두 여러 지역 서비스망 구축 동참
이질성	표준화 및 품질 통제 곤란	개별화 전략 시행
소멸성	재고 없음	수요–공급 조화 갖추기

약국 서비스의 정의와 특징

이 책에서 약국 서비스란, '건강과 관련된 고객의 다양한 니즈를 충족하기 위해 약국과 고객 간의 상호작용을 통해 이루어지는 일련의 활동'이라고 정의하고자 한다.

이는 약국이 약물의 상담과 제공을 중심으로 하되, 고객의 건강 문제 해결, 상담, 예방 관리 및 건강 정보 제공을 포함하는 전문적인 서비스를 하는 곳이라는 것이다.

약국 서비스는 전문성, 개인화, 상호작용, 통합적 접근, 공공성이라는 특징과, 생산과 소비가 동시에 일어나면서 보관이 불가능하며 정서와 기능적 서비스가 동시에 일어나는 특성을 포함하고 있다.

- 전문성 : 약물 조제와 복약 상담은 약사의 전문 지식을 바탕으로 한다.
- 개인화 : 고객의 건강 상태와 요구에 맞춘 맞춤형 서비스를 제공한다.
- 상호작용 : 고객과의 대화를 통해 신뢰를 형성하며, 건강 관리를 돕는 관계를 구축한다.
- 통합적 접근 : 단순히 약을 조제하는 것을 넘어 건강 관리의 포괄적 역할

을 수행한다.

- 공공성: 지역 사회의 건강 수준 향상에 기여하며, 공익적 역할을 포함한다.
- 생산과 소비의 동시성

  약국 서비스는 고객이 존재해야만 제공될 수 있으며, 제공과 소비가 동시에 이루어진다. 약국의 모든 직원은 고객과의 다양한 접점에서 서비스 제공자가 된다. 같은 접점이라도 직원에 따라 서비스의 질이 달라지는 이질성을 띤다.
- 보관 불가능성

  서비스는 진열하거나 재고로 보관할 수 없으며, 동일한 품질을 지속적으로 유지하기 어렵다. 따라서 약국에 맞는 서비스 매뉴얼을 개발하여 직원이 바뀌어도 동일한 서비스를 실행하도록 한다.
- 정서적, 기능적 서비스 동시성

  서비스는 고객과의 접촉시간 및 이용 빈도에 따라 기능적 또는 정서적 서비스의 비중이 달라지게 되는데 약국의 경우: 약국의 성격, 고객층, 경영 방식에 따라 기능적 · 정서적 서비스의 비중을 조화롭게 설계해야 한다.

2. 고객 유지를 위한 서비스 전략

무엇인가를 소비하는 모든 사람을 소비자라고 한다면 소비자 중에서 사업의 주체인 개인이나 조직과 최소한의 거래 관계를 형성한 사람을 고객이라고 하며, 지속적으로 거래 관계를 유지하는 고객을 단골 고객이라 한다.

고객 유지란 약국의 기존 고객을 만족시켜 지속적으로 약국을 이용하게 하는 것을 의미한다.

기존 고객의 중요성

기존 고객, 특히 충성 고객의 가치는 매우 크다. 그들은 이미 약사와 신뢰를 구축한 상태로 약국의 상품과 서비스에 익숙하여 특별한 권유 없이도 구매를 결정하며, 새로운 제품이나 서비스에도 선입견 없이 관심을 기울이므로 약국의 매출과 안정적으로 유지시켜준다. 반면에, 기존 고객들이라도 현재 다니고 있는 약국에서 자신의 기대만큼 어떤 것을 얻고 있지 못할 때 지체없이 다른 약국이나 다른 건강 매장으로 떠난다.

한편, 신규 고객은 단골 고객이 되기까지 시간이 필요하며, 그 과정에서 약국의 서비스와 제품을 여러 번 비교하고 검토하며 구매량 또한 제한적이다. 그래서 약국은 이탈 고객이나 신규 고객 수 측정이 정확하게 이루어질 수 없다고 하더라도 기존 고객을 대우하는 것에 대하여는 촉각을 세워야 한다. 신규 고객 확보를 위해 밖으로 나서기 전에 제 발로 찾아오는 고객들과 소통하는 방법부터 고민해봐야 한다는 의미이다.

많은 약국이 기존 고객의 욕구를 충족시키기보다는 새로운 고객을 유치하는 데 더 많은 자원을 투입하는 경향이 있는데, 이는 신규 고객 확보가 기존 고객 유지보다 비용이 더 많이 들 뿐 아니라, 약국 운영의 효율성을 떨어뜨리는 요인이 될 수 있음을 알아야 한다.

고객 유지를 위한 전략

고객 유지의 핵심은 기존 고객의 욕구를 만족시키고 새로운 니즈를 충족시키는 환경을 조성하는 것이다. 약국은 고객 유지 프로그램을 통해 약사가 항상 고객 가까이에 있음을 상기시키고 다음과 같은 방법으로 분석하고 점

검한다:

- 정기적으로 고객과 소통하며 만족도를 점검한다.
- 눈에 보이지 않는 이탈 고객의 수를 파악하고 원인을 분석한다.
- 고객 동요율 및 이탈률을 측정해 약국의 고객 흐름을 이해한다.

고객 동요율과 이탈률은 기존 고객의 유지와 신규 고객의 확보 상황을 점검하는 데 중요한 지표가 되며 다음과 같이 추산할 수 있다.

고객 동요율 = 이탈 고객 수 / 신규 고객 수

고객 이탈률 = 기존 고객 중 이탈한 고객 비율

예를 들어, 이탈 고객이 150명이고 신규 고객이 300명이라면 동요율은 50%다. 기존 고객 1,000명 중 700명이 남아 있다면 이탈율은 30%다. 약국은 이러한 데이터를 통해 고객 유지 전략을 강화해야 한다.

일반 매장에서 고객 이탈의 주요 원인으로는 68%가 무관심, 10%가 불만족, 9%가 더 저렴한 곳을 발견한 경우, 5%가 타인의 권유 때문이라고 한다. 이는 약국이 고객에게 관심을 가지고 정성을 느낄 수 있는 서비스를 제공하고 있는지 지속적으로 점검해야 한다는 중요한 메시지이다.

고객이 이탈하지 않도록, 약국은 고객의 요구를 세심하게 파악하고, 그에 맞는 맞춤형 서비스를 제공하며, 고객의 만족도를 높이는 노력이 필요할 것이다.

약국 서비스의 지속성

약국에서 지속적인 거래 관계는 사전, 현장, 사후 서비스의 세 가지 중요한 요소에 의해 형성된다. 고객들은 약국을 방문할 때 특정한 기대를 가지고 있으며, 현장에서 경험한 서비스의 품질에 따라 재방문 여부를 결정하게 된다. 이를 위해 약국은 서비스 제공 과정에서 고객이 기대하는 태도와 행동을 일관되게 유지해야 하며, 모든 직원들이 일정한 수준의 전문성과 친절을 제공할 수 있도록 교육과 훈련을 강화해야 한다.

뿐만 아니라, 약국은 고객의 니즈를 충족시키기 위해 새로운 서비스를 발굴하고 이를 적극적으로 실행하는 노력이 필요하다. 예를 들어, 건강 관리와 관련된 새로운 정보 제공 서비스나 개인화된 복약 지도 서비스 등을 통해 고객에게 차별화된 가치를 제공한다면 고객과의 관계를 강화하는 데 중요한 역할을 할 것이다.

고객 유지 전략은 단순히 비용 절감을 넘어서는 개념이다. 약국은 지속적인 서비스 품질 향상과 고객 만족을 통해 약국만의 경쟁력을 갖추면서 고객의 충성도와 신뢰를 얻을 수 있다. 이렇게 약국은 고객의 요구와 변화를 민감하게 파악하고, 이를 반영한 서비스를 제공함으로써 장기적인 성장을 도모할 수 있다. 약국 서비스의 지속성은 고객과의 신뢰를 바탕으로 한 지속적인 관계 구축을 통해 이루어지기 때문이다.

2장
약국 서비스 경쟁력은 사람에서 시작된다

1. 서비스 인재 채용

서비스 감각있는 직원 채용이 중요한 이유

약국을 방문하는 고객이 느끼는 만족감은 구입한 상품의 품질과 약국에서 제공하는 서비스 경험에 크게 영향을 받는다. 고객은 단순히 상품을 구매하는 것이 아니라, 서비스 과정에서 얻는 가치를 통해 자신이 지불한 금액에 대한 만족도를 평가하는 것이다.

미래 약국 고객은 약국에서 판매하는 상품뿐만 아니라, 서비스와 그로 인해 느끼는 가치를 포함한 총비용을 지불하려는 경향이 강해질 것이므로 약국의 서비스 환경과 고객 중심의 마인드가 있는 직원을 채용하는 것이 무엇보다 중요하다. 서비스 감각이 뛰어난 직원은 단순한 업무 수행을 넘어, 고객과의 신뢰를 쌓고, 약국의 이미지를 긍정적으로 형성하는 데 큰 역할을 하기 때문이다. 직원이 고객의 요구를 세심하게 파악하고, 전문적인 태도로 서비스를 제공할 때, 고객은 약국 재방문이 반복되어 장기적으로 이탈하지 않는 충성고객 관계가 지속될 수 있다.

따라서 약국은 근무약사나 직원을 채용할 때, 서비스 마인드를 비중있게 평가하여 선발하고, 채용 이후에도 주기적으로 직원들의 서비스 품질을 점검하고 개선할 수 있는 시스템을 마련해야 한다. 고객 피드백을 통해 직원들의 서비스 태도를 평가하고, 개선이 필요한 부분에 대해서는 추가 교육을 제공하는 방식으로 직원의 역량을 향상시킬 수 있어야 한다. 앞으로는 약국 직원 교육을 전문적으로 하고 약국 서비스에 대한 체계적인 점검과 피드백 시스템을 지원하는 약국 프랜차이즈나 기관들의 도움을 받는 것도 필요할 것이다.

서비스 마인드를 평가하는 항목들

직원을 채용할 때 업무 능력과 함께 서비스 마인드를 중점적으로 평가해야 할 경우, 채용 면접 시 다음과 같은 질문을 활용할 수 있다:

Q〉〉 약국에서 본인이 맡을 업무에 대한 직업의식에 대하여 생각해 보셨어요?

지원자가 맡게 될 역할에 대해 얼마나 책임감을 느끼고 있는지, 그리고 자신의 직무를 어떻게 이해하고 있는지를 평가할 수 있다.

Q〉〉 고객이 만족할 때까지 노력하는 경험을 한 적이 있습니까?

지원자가 고객의 요구를 충족시키기 위해 얼마나 노력하는지, 고객 만족을 위해 문제를 해결하려는 태도와 노력의 중요성을 평가할 수 있다.

Q〉〉 약국에서 공과 사를 구분하며 인내해야 하는 경우가 왜 중요할까요?

지원자가 고객과의 갈등 상황에서도 개인적인 감정을 배제하고, 전문적으로 대응할 수 있는지 평가할 수 있다.

이러한 질문들은 단순한 답변을 넘어서 지원자의 서비스 감각을 평가하고, 약국 업무에 적합한 태도와 성향을 파악하기 위해 활용할 수 있다.

서비스 7가지 악

칼 알브레히트는 직원의 서비스 태도에서 나타나는 문제를 서비스 7가지 악으로 정의하며, 이를 경계할 필요성을 강조했다. 이 7가지 악은 고객 서비스에서 나타날 수 있는 부정적인 태도와 행동을 말하며, 고객의 신뢰와 만족도를 떨어뜨릴 수 있는 중요한 요소들이다. 약국 내에서도 이러한 문제들이 발생하지 않도록 지속적으로 점검하고 개선하는 노력이 필요하다.

[서비스 7가지 악]

무관심	나와는 관계없다는 식의 태도로 고객이 창구에 다가와도 쳐다보지 않는 행위
무시	고객의 요구나 문제를 못 본 척하고 피하는 태도
냉담	고객 사정을 고려하지 않고 적대감, 퉁명스럽고 친근하지 않은 태도
건방짐	환자 다루듯 생색을 내거나 건방진 태도
로봇화	직원이 기계적으로 행동하여 인간미 없는 태도
규정핑계	규정을 앞세워 재량권 행사나 예외를 인정하지 못하고 상식만 주장하는 태도
뺑뺑이 돌리기	여기는 담당이 아니라고 ~로 가보라는 식으로 고객을 뺑뺑이 돌리는 태도

2. 서비스 마인드 경영

약국 직원은 고객의 부당한 행동이나 무리한 요구를 응대하는 과정에서 스트레스를 받을 수 있다. 고객의 부정적인 반응을 개인적으로 받아들이는 직원은 약국 업무에 적응하지 못하고 쉽게 이직할 수 있다. 이러한 문제를 예방하기 위해 약국은 다음과 같은 방법으로 서비스 마인드를 강화할 수 있다.

- 서비스 10대 용어 학습

  직원들이 매일 기본적인 서비스 용어를 자연스럽게 사용할 수 있도록 훈련한다. 다음의 10대 용어는 고객에게 친절함과 전문성을 동시에 전달하는 기본적이고 중요한 표현들이므로 벽이나 책상 앞에 게시해 반복 학습을 유도한다.

    - "안녕하세요. 어서 오세요."
    - "예, 잘 알겠습니다."
    - "감사합니다."
    - "실례합니다. 제가 도와드리겠습니다."
    - "더 필요한 것은 없으십니까?"
    - "죄송합니다. 잠시만 기다려 주십시오."
    - "기다려 주셔서 감사합니다."
    - "다음에 또 뵙겠습니다."
    - "안녕히 가십시오."
    - "혹시 불편하신 점이 있으셨다면 말씀해 주세요."

- 정기적 점검 및 피드백 제공

  직원들은 정기적으로 본인의 서비스 태도와 행동을 점검하며, 약국 운영진은 이를 바탕으로 피드백을 제공한다. 아래는 자가 점검표를 활용한 예다.

자가 점검표 : 서비스 수준 평가

어떤 업종이든 서비스 제공자는 본인이 나태하지 않고 잘하고 있는지를 수

시로 점검하고 자극할 필요가 있다.

다음의 자가점검표는 일반 매장 등에서 직원이 자기 평가용으로 활용하고 있는 것이므로 약국에서도 전 직원이 수시로 서비스 수준을 평가하여 개선하기 위해 활용할 수 있다.

서비스 항목을 15가지로 분류하고 각 항목에 대해 두 문항씩 총 30 문항을 0~4점 범위로 평가하는 시스템이다. 약국에서는 이 점검표를 활용하여 서비스 수준을 체계적으로 평가하고, 특히 강조하고 싶은 문항을 선택하여 개별 약국만의 서비스 점검 매뉴얼을 만드는 것도 유용할 것이다(참고: Providing Quality Service, William B. Martin).

SPSAS(Service Provider Self-Assessment scale)

각 문제를 읽고 기술된 행동에 대하여 0~4 점의 점수를 부과한 후 비중을 산출하여 항목 별 부족한 점을 파악한다.

4 항상   3 대부분   2 가끔   1 드물게   0 전혀

서비스 항목	문항		Total (____/8)	%
적시성	1.	2.		
원활한 서비스	3.	4.		
예측	5.	6.		
의사소통	7.	8.		
고객 피드백	9.	10		
환영	11.	12.		
조직/감독	13.	14.		
태도/바디랭귀지	15.	16.		
태도/목소리 톤	17.	18.		

재치	19.	20.		
이름 부르기	21.	22.		
세심한 배려	23.	24.		
안내	25.	26.		
판매 기술	27.	28.		
정중함	29.	30		

1) 고객의 욕구에 적합한 서비스를 타이밍에 맞춰 제공하고 있는가?

2) 대기 고객이 기다리는 동안 시간을 보낼 무언가를 제공하는가?

3) 서비스 순서를 원활하고 단계적으로 제공하는가?

4) 고객 서비스 요구에 대하여 우선 순위를 매겨 대처하는가?

5) 고객 욕구보다 한 발씩 앞서가고 있는가?

6) 고객이 요구하기 전에 필요한 서비스를 제공하는 편인가?

7) 고객이 요청하거나 주문한 것을 복창하여 확인하는가?

8) 동료 직원들과 매너를 지키며 정확하게 의사소통을 하는가?

9) 고객의 피드백이 필요한 경우 질문을 구체적으로 유도하는가?

10) 언어 외 설문지 등 체계적인 피드백 시스템을 가지고 있는가?

11) 일반적이지 않은 특별한 질문에도 일단 긍정적으로 대답하는가?

12) 고객 편의를 위해서라면 불편을 감수하면서도 서비스를 제공하는가?

13) 감독이 없는 상황에서도 변함없이 최선의 업무를 하는가?

14) 조직적이고 효율적인 매너로 일을 하는가?

15) 직무를 수행하는데 필요한 긍정적인 태도로 일관하는가?

16) 좋은 표정으로 서비스를 제공하는가?

17) 고객 친화적인 목소리 톤을 유지하는가?

18) 일(직업)애 대한 열정을 유지하고 있는가?

19) 고객과 이야기할 때 공손하게 존대어를 사용하는가?

20) 고객과 이야기할 때 속어를 사용하는 일은 없는가?

21) 서비스를 제공하는 동안, 고객의 이름을 적절히 활용하며 서비스 제공 기준을 일관되게 지키고 있는가?

22) 서비스를 시작하거나 종료할 때, 고객의 이름을 불러 개인적인 연결감을 형성하고 있는가?

23) 고객에게 서비스를 제공할 때, 고객의 기대를 넘어서는 추가적인 배려나 맞춤형 서비스를 제공하고 있는가?

24) 고객의 요구를 충족하기 위해, 필요시 차별화된 서비스를 구상하고 제공하고 있는가?

25) 고객의 상품이나 서비스 관련 질문에 대해, 정확하고 명확한 정보를 제공하고 있는가?

26) 고객에게 상품이나 서비스와 관련된 유용한 제안을 적극적으로 하고 있는가?

27) 판매정보나 기술을 효과적으로 사용하여 고객에게 제품을 추천하거나 판매를 이끌어가고 있는가?

28) 상품이나 서비스의 질을 지속적으로 향상시키기 위한 개선 아이디어를 제시하거나 고려하고 있는가?

29) 고객이 화를 내거나 불만을 표현할 때, 차분하고 긍정적인 태도로 상황을 잘 처리하고 있는가?

30) 고객이 제기한 불만사항을 충분히 해결하려는 의지와 과정을 보여주면서 고객이 만족할 때까지 해결하려는 노력을 기울이고 있는가?

위의 30 문항을 요약한 8가지 축소판 자가 점검표를 이용해도 좋다.

1. 고객에게 항상 미소로 인사하며 친절하게 응대하는가?
   (고객이 들어올 때와 떠날 때 모두 밝고 따뜻한 미소로 인사하며, 적극적인 친절을 보인다.)

2. 고객의 요청을 신속하고 정확하게 경청하며 대응하는가?
   (고객의 요구나 질문을 주의 깊게 듣고, 필요한 정보를 빠르게 제공하거나 해결책을 제시한다.)

3. 고객이 필요한 정보를 명확하고 이해하기 쉽게 전달하는가?
   (전문 용어를 피하고, 고객이 쉽게 이해할 수 있도록 간단하고 직관적으로 설명한다.)

4. 서비스 제공 중 항상 예의와 정중함을 유지하며 고객을 대하는가?
   (고객과의 대화나 서비스 과정에서 부드럽고 예의 바른 태도를 보이며, 무례하거나 거친 행동을 피한다.)

5. 불만을 제기한 고객에 대해 차분하고 성숙한 태도로 대응하는가?
   (고객이 불만을 표현했을 때 감정을 가라앉히고, 상황을 침착하게 처리하는 성의를 보여준다.)

6. 고객이 만족하지 못한 경우, 사과와 함께 실질적인 해결책을 제시하는가?
   (고객이 불만족스러울 경우, 진심으로 사과하고 문제 해결을 위한 구체적인 대안을 제공한다.)

7. 고객과의 대화에서 항상 긍정적이고 따뜻한 어조를 사용하고 있는가?
   (고객과의 모든 상호작용에서 친근하고 친절한 어조로 대화하며, 긍정적인 분위기를 유지한다.)

8. 제공한 서비스가 고객의 기대를 초과했는지 점검하고 평가하는가?

　　(서비스 제공 후 고객이 만족했는지 확인하고, 필요 시 더 나은 서비스를 제공하기 위해 피드백을 받는다.)

　이러한 자가 점검표를 통해 직원들이 자신의 강점과 약점을 파악하면 개선할 방향이 명확해지고 직원들이 바뀌어도 일관성 있는 고품질 서비스를 지속적으로 제공할 수 있을 것이다.

3. 내부 직원 간 팀워크 강화

　약국 서비스의 핵심은 외부고객의 만족에 있지만, 그 첫 번째 단계는 내부고객인 직원들의 만족이다. 내부고객이란 약국의 업무를 수행하며 외부고객에게 직접 서비스를 제공하는 약국 직원뿐만 아니라, 제약사나 유통사와 같은 거래처도 포함된다. 내부고객은 외부고객이 원하는 서비스를 성공적으로 제공하기 위해 중요한 역할을 하며, 이들이 만족해야만 외부고객에게도 우수한 서비스를 제공할 수 있다.

　최근의 서비스 산업 트렌드에서도 강조되고 있는 점은 직원 경험(employee experience)의 중요성이다. 다수의 연구에서, 직원들이 자신의 직무에서 만족하고 긍정적인 경험을 할 때, 그 만족감이 고객 서비스 품질에 직접적인 영향을 미친다는 결과가 보여주듯이 약국에서 내부 고객의 만족을 우선적으로 고려하지 않으면, 그로 인해 발생한 불만과 스트레스가 외부 고객에게까지 전달되어 서비스 품질에 부정적인 영향을 미칠 수밖에 없다.

　특히, 직원 만족도가 외부고객 만족도를 좌우한다는 점은 많은 연구와 실무에서 입증되었듯이 내부고객이 업무에 만족하고, 긍정적인 조직 문화를 경험하는 경우, 이들은 자연스럽게 더 친절하고 적극적인 태도로 고객 응대에 임하게 된다. 반면, 내부고객이 불만족하거나 불편한 환경에서 일하게 되면, 그 불만은 외부고객에게 전이되기 쉽고, 이는 고객의 서비스 경험에 직접적인 영향을 미칠 수 있다.

따라서 약국 대표약사나 경영자는 내부고객의 목소리에 귀 기울여야 한다. 내부고객이 불만족하거나 무시당한다고 느낄 때, 그들이 고객에게 제공하는 서비스는 한계를 가질 수밖에 없기 때문이다. 최근 직장 내 심리적 안정감이나 소통의 부족이 직원들의 생산성과 서비스 품질에 미치는 영향이 강조되고 있는 만큼, 약국에서도 이러한 요소를 적극적으로 고려해야 할 것이다.

최근 약국 분야에서는 디지털 전환과 인공지능(AI) 도입이 빠르게 진행되고 있는데, 이러한 변화 속에서도 인간 중심의 서비스가 여전히 중요한 역할을 하고 있다. 직원들이 AI와 자동화 시스템을 효과적으로 활용할 수 있도록 지원하고, 그들이 업무에 대한 자부심과 만족을 느낄 수 있도록 만드는 것이 약국 서비스의 품질을 높이는 핵심이다.

결국, 내부고객을 만족시키는 것이 약국 서비스의 질을 높이고, 지속 가능한 성장을 위한 기반이 되어 약국의 경쟁력을 강화하고 고객들에게 차별화된 서비스를 제공할 수 있는 원동력이 될 것이다.

내부 고객 만족을 위한 방법

약국 대표약사는 직원들이 고객 중심적 사고를 할 수 있도록 환경을 조성하는 것이 중요하다. 직원들이 적극적으로 서비스 마인드를 가지고, 고객의 니즈를 우선적으로 고려할 수 있도록 유도하려면, 내부고객인 직원들의 만족을 먼저 보장해야 한다. 이를 위해 약국 대표는 직원들의 복리후생, 교육 훈련 기회, 경력 개발 등을 지속적으로 투자하고, 성과에 대한 적절한 보상 체계를 마련해야 한다.

최근 많은 기업들이 '직원 만족'이 곧 '고객 만족'이라는 사실을 바탕으로 직원 중심의 문화 만들기에 집중하고 있다. 약국도 예외가 아니다. 직원들이 자신이 일하는 환경에서 인정받고, 개인적인 성장 기회를 제공받는다고 느낄 때, 그들의 서비스 품질은 자연스럽게 향상된다.

이를 위해 약국에서는 근무하는 직원들을 위해 주기적인 교육과 전문성 강화를 위한 훈련 기회를 제공하고, 고객 응대 스킬이나 약물 지식 등 실질적인 업무 능력을 향상시킬 수 있도록 도와야 한다. 또한, 성과에 대한 적절한 보상은 직원들의 동기 부여와 충성도를 높이는 중요한 요소다. 단순히 월급만으로는 만족감을 충족할 수 없으므로, 성과 기반 보상 체계를 도입하고, 직원들의 노력을 인정하는 문화를 구축하는 것이 필수적이다.

이직이 잦은 약국은 직원들이 업무에 대한 불만을 가지고 있거나, 복리후생이 부족하거나, 경영자의 관리 방식에 문제가 있을 수 있음을 암시한다. 약국 대표가 직원을 단순히 종업원으로 생각하거나, 무성의한 관리 방식을 고수한다면, 이러한 사고방식은 직원의 사기 저하와 함께 이직률을 높이고, 결국 외부 고객의 서비스 품질에 악영향을 미칠 것이다. 직원들의 불만을 해소하고, 그들의 의견을 존중하는 조직 문화를 만드는 것이 중요하다.

결국, 내부고객 만족은 아래 그림과 같이 고객 만족으로 이어지는 선순환 구조의 출발점이므로 직원들이 긍정적인 에너지를 가지고 일을 하면서 그 에너지가 고객에게 전달되어 서비스 품질을 높일 수 있도록 지속적인 투자와 개선이 이루어져야 한다.

다음은 내부고객인 약국 직원의 직장 만족도를 높이고 업무 효율성을 증대시키기 위해 A약국에서 실행하고 있는 실제 서비스 항목이니 참고하기 바란다.

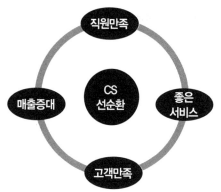

그림. 고객만족의 선순환

교육 및 직무 지원	정기적 교육 프로그램 제공	약물 업데이트, 약물관리법, 고객 응대 방법 등에 대한 워크숍과 세미나 개최
	신입 직원 온보딩 (Onboarding) 프로그램	업무 적응을 돕기 위한 단계별 교육 및 멘토링 시스템 운영.
	외부 교육 지원	직원들이 외부 교육에 참여할 수 있도록 비용을 지원.
복지 및 건강관리	건강검진 및 예방 프로그램 제공	매월 마지막 주 '약물 상담 스킬 향상' 강의 제공 전 직원 대상 연 1회 건강검진 지원 및 약국 내 독감 예방접종 시행.
	휴게 공간 개선 및 간식 지원	휴게실에 마사지 의자 설치 및 매일 간단한 간식 제공.
업무 환경 개선	유연 근무제 도입	직원들의 라이프스타일에 맞춘 근무 스케줄 제공, 주중 하루 조기 퇴근 스케줄.
	직원 간 소통 활성화	내부 커뮤니케이션 도구 도입 및 정기 회의 개최.
	팀워크 및 직원 간 관계 강화	스포츠 활동, 팀 디너 등 직원 간 유대감높이는 활동 기획
인정 및 보상	우수 직원 포상 프로그램 운영	고객 만족도나 매출 증대 등 성과를 낸 직원에게 상장 및 인센티브 제공.
	소감의 날 (소소한 감사 표현)	생일, 입사기념일 등 개인의 축하데이 선물 등 준비 .
	직원 아이디어 경연대회 개최	업무 개선, 서비스 품질 향상을 위한 직원 아이디어를 공모, 우수 제안 시상.

팀워크의 중요성

약국내 직원 간에도 상사, 동료, 직원, 거래처와의 관계에서 지켜야 할 근무 예절이 있고 이것이 잘 형성되어야 약국 서비스 팀워크가 구축된다. 팀워크는 전체의 효율성을 향상시키기 위해서 함께 일하는 것을 의미한다. 어떤 조직에서나 팀워크를 중시하는 이유는 근무하는 동안에 직원들이 느끼는 스트레스가 줄어 업무의 질이 향상되며 이에 따라 생산성과 수익성이 증가되기 때문이다.

직원의 수에 관계없이 직원들 간에 팀워크가 좋은 약국은 직원들이 긍정적이며 활력이 있어 그들의 밝은 분위기가 고객에게까지 그대로 전달이 된다. 그러므로 약국내에서 지시는 잘 따르되, 약국 환경개선에 직원들이 자유롭게 참여할 수 있는 기회를 주어야 한다. 또한 거래처 직원에게는 예의와 존중을 다하여 좋은 약국 이미지를 만들고, 업무 이외의 내용으로 대화를 하거나 약국에 대한 대외비 등을 노출하지 않도록 주지시키도록 한다.

서비스 분위기는 긍정적인 방향이거나 부정적인 방향이건 간에 급속하게 전파되어 확산되는 전염성의 성질을 가진다고 한다. 약국 대표가 좋지 않은 인상으로 하루를 시작하거나 부정적인 태도로 고객을 대할 때, 약국 직원들은 긴장하고 침울하며 눈치를 보면서 초조해지게 된다. 반대로 약국 대표의 밝고 긍정적인 태도는 약국 직원들에게 활기있고 즐거운 분위기를 조성하게 되어 고스란히 고객에게까지 확산이 된다.

3장
약국의 이미지를 리브랜딩하다

1. 고객에게 어필하는 약국 이미지 설계

이미지란 사람들의 마음속에 떠오르는 구체적이고 감각적인 영상으로, 약국의 이미지는 고객이 약국이나 약사를 어떻게 인식하고 떠올리는지에 대한 인상을 의미한다.

현대 사회에서는 내적 이미지와 외적 이미지를 효과적으로 활용해 설득력 있는 메시지를 전달하는 능력이 요구하는데 약국에서도 이러한 능력은 성공적인 소통의 기초가 되며, 궁극적으로 약국의 지속적인 성장을 이끄는 중요한 역할을 한다. 약국이 전달하는 메시지와 이미지는 고객이 경험하는 서비스의 질과 밀접하게 연관되어 있기 때문에, 약국은 항상 긍정적이고 신뢰할 수 있는 이미지를 유지하는 것이 중요하다.

약국에서 이미지를 형성하는 가장 중요한 요소는 첫인상이다. 첫인상은 방문 고객에게 편안함을 주어 상담과 구매를 유도하는 데 결정적인 영향을 미친다. 첫인상은 대면 후 4~7초 이내에 형성되며, 이를 변경하려면 약 40시간 이상의 상호작용이 필요하다는 연구 결과가 있다.

고객이 느끼는 첫인상을 결정하는 세 가지 주요 요인은 다음과 같다:

- 시각적 요인(55%): 표정, 복장, 자세, 헤어스타일 등
- 청각적 요인(38%): 목소리 톤, 어투, 성량 등
- 언어적 요인(7%): 말씨, 경어 사용 등

첫인상의 절반 이상은 시각적 요소에 의해 결정되므로, 고객이 약국에 들어서는 순간 약사의 표정, 복장, 자세 등이 약국의 이미지를 좌우한다. 이처럼 고객에게 약국의 이미지가 어떻게 형성되는지는 고객의 초기 경험에 큰 영향을 미치기 때문에, 약사와 직원들은 전략적인 계획을 통해 시각적, 청각적, 언어적 이미지를 조화롭게 구축해야 한다. 만일 약국의 이미지가 주변 약국과 비교해 부족하거나 조화를 이루지 못한다면, 이미지 리뉴얼이 필요하다. 이미지 리뉴얼은 고객에게 보여주고 싶은 이미지를 상황에 맞게 전략적으로 재구성하는 과정으로, 약국의 경쟁력을 높이는 데 중요한 역할을 한다. 이를 위해 단정한 복장, 밝은 미소, 상냥한 어조는 약국 이미지 메이킹의 기본이 되어야 하며, 이러한 요소들이 잘 조화를 이룰 때 고객은 더욱 신뢰하고 편안함을 느끼게 된다.

2, 밝은 표정과 따뜻한 목소리로 감동을 전하다

사람의 얼굴에는 80여 개의 근육이 있어 수천 가지의 표정을 만들 수 있다. 이 표정은 때로는 천 마디 말보다 더 많은 것을 전달한다. 약국에 들어서는 고객이 가장 먼저 살피는 것은 약국의 인테리어나 상품이 아니라 약사의 얼굴 표정이다. 약사의 표정을 보고 고객은 긴장을 풀고 머물러야 할지, 아니면 빠르게 볼일만 보고 떠나야 할지 판단한다.

긴장된 입술, 주름진 이마, 차가운 눈빛으로 고객을 대하면 그들은 자신의 상태나 의견을 충분히 표현하지 못하게 되고, 이는 상담과 제품 선택에도 영향을 미친다.

반면, 약사와 직원들의 따뜻하고 부드러운 표정은 고객의 마음을 열고 신뢰감을 형성하며, 특히 미소는 아픈 고객의 마음을 치유하고, 안정감을 주는 최고의 도구라고 할 수 있다.

표정 운동으로 자연스러운 미소 연습하기

밝은 표정은 단순히 감정에 따라 만들어지는 것이 아니라, 꾸준한 훈련과 의식적인 노력으로 자연스럽게 형성될 수 있다. 약국 직원들이 상황에 맞게 따뜻한 미소를 짓는 것은 고객과의 소통에서 중요한 역할을 하므로 간단한 표정 운동을 습관화하도록 한다.

눈 주위 운동

눈썹을 위아래로 움직이며 미간에 힘을 줬다 풀기를 반복한다. 눈을 감고 긴장을 푼 후, 눈을 떠서 상하좌우로 시선을 움직이고 시계방향과 반대방향으로 천천히 눈동자를 돌린다.

입 주변 운동

배에 힘을 주고 입을 크게 벌려 아-이-우-에-오를 발음하며 반복한다. 입을 다문 채 부풀린 상태에서 상하좌우로 움직인다.

이런 운동은 표정 근육을 이완시키고 활성화시켜 웃는 얼굴을 자연스럽게 만들어준다. 직원들끼리도 서로의 표정을 점검하며 밝은 표정을 유지하는 습관을 들인다면, 친근하고 긍정적인 분위기 약국으로 알려질 것이다.

음성도 표정을 가진다

음성은 목소리 톤과 어조를 통해 감정을 전달한다. 맑고 부드러우며 안정된 음성은 듣는 사람에게 신뢰감을 준다. 전문가에 따르면, 좋은 음성의 70%는 타고난 것이지만 나머지 30%는 연습으로 개선할 수 있다고 한다. 약국에서 고객을 대할 때는 다음과 같은 음성 습관을 가지는 것이 좋다.

- 자세를 바르게 하고 상황에 맞는 톤과 어조를 사용한다.
- 콧소리나 날카로운 목소리는 피한다.
- 낮고 차분한 톤으로, 부드럽고 빠르지 않은 속도로 말한다.
- 끝을 흐리지 않고 정확하게 전달한다.

이처럼 음성은 약국 고객에게 안정감을 줄 뿐 아니라 전문가로서의 신뢰를 심어준다. 목소리를 상황에 맞게 조절하는 것은 듣는 사람에 대한 배려이며, 효과적인 소통의 필수 조건이다.

3. 전문성을 더하는 복장과 용모 관리

처음 만나는 사람에게 주는 첫인상의 80%는 옷차림과 몸가짐에서 결정된다고 한다. 약국에서도 약사와 직원의 복장과 용모는 고객이 느끼는 약국의 첫인상을 좌우하며, 이 인상은 고객에게 청결하고 단정한 약국으로 오랫동안 기억된다.

약사와 직원의 복장 – 신뢰를 입다

약국에서 복장의 가장 중요한 요소는 청결함이다. 흰색의 약사 가운은 조금만 관리가 소홀해도 불결한 이미지를 줄 수 있으므로 항상 깨끗하게 점검해야 한다.

최근에는 연한 색상의 약사 가운도 사용되지만, 고객에게 신뢰감을 주기에는 깔끔한 흰색 가운이 효과적이다. 가운이 구김 없이 다려진 상태로 옷깃과 소매가 깨끗한지 확인하고 약사임을 명확히 알릴 수 있도록 이름이 새겨진 명찰을 착용한다.

직원 역시 직원이라는 표시가 있는 유니폼을 착용하도록 하는 것이 좋다. 에이프런이나 베스트형의 간단한 유니폼은 고객이 약국에 들어서는 순간, 직원과 일반 고객을 쉽게 구분할 수 있도록 돕는다. 또한, 유니폼은 직원들에게 소속감을 부여하며, 고객 응대 시 긴장감을 유지하게 하여 고객으로 하여금 전문성과 단정함을 느끼게 한다.

용모 – 청결함이 기본

- **머리 관리** : 단정하고 청결하게 유지하며, 고개를 숙였을 때 머리카락이 흘러내리지 않도록 관리한다. 과도한 헤어스프레이나 무스는 냄새를 유발할 수 있으니 주의한다.
- **구강 위생** : 치아에 음식물이 끼지 않았는지 확인하고, 구취를 점검하고 관리한다.
- **손 관리** : 손톱은 짧게 다듬고, 손이 깨끗한지 수시로 점검한다.
- **안경과 액세서리** : 진한 색이 들어간 안경 렌즈는 피하며, 과도한 액세서리는 자제한다.
- **메이크업** : 너무 진하거나 어두운 색조 메이크업은 피하고, 차분하고 자연스

러운 화장을 하고 강한 향수나 화장품 냄새는 불쾌감을 줄 수 있으니 가벼운
향으로 조절한다.

단정함을 위한 체크리스트 활용

약국 직원들이 일관되게 전문적인 이미지를 유지하기 위해서는 매일 업무
를 시작하기 전에 복장과 용모를 점검할 수 있도록 다음의 체크리스트를 활
용하도록 한다.

- **가운/유니폼의 청결 상태** : 약사 가운이나 직원 유니폼이 깨끗하고 구김 없이
  정리되어 있는지 확인한다.
- **머리와 손톱 상태** : 머리와 손톱이 깔끔하고 정돈되어 있는지 점검하여 위생
  적인 이미지를 유지한다.
- **미소와 밝은 표정** : 밝은 표정과 미소를 연습하여 고객에게 친근하고 긍정적
  인 첫인상을 남기도록 한다.
- **음성 톤 점검** : 음성 톤이 부드럽고 친절하게 들리도록 점검하여 고객과의 소
  통에서 신뢰를 쌓을 수 있도록 한다.

이와 같은 작은 습관들이 쌓여 약국의 전체적인 이미지를 향상시키고, 고객
에게 신뢰와 친근함을 동시에 전달할 수 있다. 첫인상은 약국의 신뢰도를 결
정하는 중요한 요소이므로, 매일 단정하고 청결한 모습을 유지하는 것이 필
수적이다.

4장
고객과의 소통 : 약국 커뮤니케이션 기술

1. 첫인상을 좌우하는 인사법

일본 MK택시의 창업자는 경영초기, 직원들에게 직접 인사를 건넸지만, 직원들의 무반응에 실망했던 경험을 통해 인사의 중요성을 깨닫게 되었다. 그는 '직원들이 회장에게도 인사를 하지 않는데, 손님에게 하겠는가'라는 의문을 품으며, 인사가 조직에 미치는 긍정적인 영향에 대해 깊이 고민했다. 이후 그는 직원들에게 인사의 중요성을 교육하면서, 친절한 인사가 고객에게 신뢰를 주고 서비스 품질을 높인다는 점을 강조했다. 그 결과, MK택시는 친절한 인사를 통해 고객의 신뢰를 얻고, 일본을 대표하는 택시 회사로 성장할 수 있었다.

이 사례는 인사가 조직과 고객 간의 관계에 미치는 영향을 잘 보여주며, 작은 행동 하나가 회사의 성공에 얼마나 중요한 역할을 할 수 있는지를 시사한다.

약국에서의 인사 매너

인사는 상대방에 대한 존중과 경의를 표현하는 행위로, 단순한 동작 이상의 의미를 지니며, 예의와 겸손함의 상징이기도 하다. 특히 약국에서는 고객이 약국에 들어설 때부터, 대기하고 서비스를 제공받고 약국을 떠나기까지 다양한 순간을 경험하게 되므로 접점고객 서비스 내용에 맞는 인사가 필요하다.

고객이 약국 문을 열고 들어오는 순간, 고객과의 상호작용은 시작되므로 직원의 첫 반응에 따라 고객의 첫인상이 달라질 수 있다. 만약 직원이 무관심하거나 장시간 대기를 시킨다면 고객은 불쾌감을 느낄 수 있으므로 약사는 다른 업무 중에도 간단한 인사, 눈 맞춤, 미소, 혹은 짧은 목례 등을 통해 고객이 방문했음을 인지하고 있다고 느끼게 해야 한다.

적절한 인사 유형과 주의사항

약국에서 사용하는 인사 유형은 상황에 따라 달라집니다.

- 목례(15도, 3초) : 대기 안내 등 일상적인 상황에서 사용하는 가벼운 인사
- 보통례(30도, 5초) : 고객을 맞이하거나 배웅할 때 사용하는 기본적인 인사
- 정중례(45도, 5초 이상) : 사과나 감사의 상황에서 사용하는 예의 있는 인사

인사를 할 때 몇 가지 중요한 점을 기억해야 한다.

- 고객에게 인사를 할 때는 시선을 맞추고 진심을 담아야 하며 다른 곳을 응시하며 인사를 하면 무례하게 느껴질 수 있다.
- 무표정하거나 성의 없는 태도로 인사를 하면 오히려 고객에게 불쾌감을 줄 수 있으므로 진심이 전해지도록 한다.
- 작별 인사는 단순한 종료가 아닌, 다음 거래의 시작을 알리는 의미가 있으므로 항상 긍정적인 태도로 마무리한다.

약국에서는 인사 매뉴얼을 작성하여 모든 직원들이 일관되게 인사를 할 수

있도록 습관화할 필요가 있으며 예시로는 다음과 같은 인사 매뉴얼이 있다.

약국 출퇴근 시

- **출근 시**

  "안녕하세요."

  "오늘도 잘 부탁드립니다."

  "좋은 아침입니다."

  "오늘 하루도 화이팅!"

- **퇴근 시**

  "퇴근하겠습니다."

  "수고하셨습니다."

  "오늘도 고생 많으셨습니다."

  "내일 뵙겠습니다."

  "편안한 저녁 되세요."

방문 고객

- **고객이 들어올 때**

  "안녕하세요?"

  "어떤 도움이 필요하신가요?"

  "환영합니다!"

  "편안하게 둘러보세요."

- **고객과 대화 중**

"무엇을 도와드릴까요?"

"찾으시는 제품이 있으신가요?"

"편하게 말씀해 주세요."

"조금만 기다려 주세요."

"이 제품은 이렇게 사용합니다."

- **고객이 떠날 때**

"안녕히 가세요."

"다음에 또 뵙겠습니다."

"좋은 하루 되세요."

"편안한 시간 되세요."

"다음에 또 찾아주세요!"

업무 관련 거래처

- **회의 시작 시**

"안녕하세요."

"오랜만입니다."

"오늘 회의 잘 부탁드립니다."

"감사합니다, 이렇게 뵙게 되어 반갑습니다."

- **업무 중**

"수고하셨습니다."

"감사합니다."

"도움을 주셔서 감사합니다."

"협조해 주셔서 감사합니다."

- **회의 종료 시**

"다음에 뵙겠습니다."

"오늘 회의가 정말 유익했습니다."

"다음에 또 연락 드리겠습니다."

"감사합니다, 좋은 하루 되세요."

또한 각 상황에 맞는 인사법을 사용하는 것도 참고할 만하다.

- 맞이할 때 : 보통례
- 처방전 접수 : 목례
- 고객 대기 안내 : 목례
- 사과 시 : 정중례
- 감사 시 : 정중례
- 배웅할 때 : 보통례

2. 신뢰를 쌓는 대화 스킬

약국에서의 많은 고객들이 몸이 불편하거나 예민한 상황에 처해 있기 때문에, 이를 고려한 적절한 화법을 사용하는 것이 필요하다.

- **명령형 대신 의뢰형 사용하기**

"~하세요" ⋯→ "~해 주시겠습니까?" 또는 "~해 주실 수 있을까요?"

예 : "품절되었으니 1주일 후에 오세요." ⋯→ "죄송합니다만, 품절되었으니 1주일 후에 다시 오실 수 있을까요?"

- **부정문 대신 긍정문으로 전환하기**

  "안 됩니다" ⋯→ "이렇게 하면 가능합니다."

  "처방전이 없으면 안 됩니다" ⋯→ "처방전이 있어야 처리가 됩니다."

- **상대방의 입장을 배려하며 표현하기**

  "왜 늦었어?" ⋯→ "오는 길에 무슨 일이 있었어?"

  "한 줄로 서세요." ⋯→ "한 줄로 모시겠습니다."

- **직접적 부정 대신 우회적 표현 사용하기**

  "안 돼요." ⋯→ "어려울 것 같으니 이해해 주시면 감사하겠습니다."

  "몰라요." ⋯→ "확실하지 않으니 다시 확인 후 말씀드려도 될까요?"

  고객의 이해를 돕기 위해서는 어려운 전문용어를 피하고, 고객의 수준에 맞게 쉽게 설명하는 것이 중요하다. 그리고 대화를 마무리할 때는 공손하고 성의 있는 표현으로 끝내는 것이 고객의 만족도를 높일 수 있다.

경청과 의사 확인의 중요성

  진정한 대화는 상대방의 이야기를 경청하는 것에서 시작된다. 약사는 고객이 편안하게 말할 수 있도록 주의 깊게 경청함으로써 고객의 상태를 잘 이해하게 되고 이것은 상담의 질을 결정하는 조건이 된다. 또한, 이해가 되지 않는 부분이 있다면 즉시 질문하여 확인하고, 고객의 말을 중단하지 않으며 요점을 정리하여 정확히 이해되었음을 보이도록 한다. 만일 약사가 고객의 이야기를 들으면서 시계를 보거나 다른 생각을 한다면, 고객은 무시당하는 느낌을 받을 수 있으며, 불편한 비언어적 신호(팔짱, 다리 꼬기 등)도 고객이 존중받지 못한다고 느낄 수 있다. 반면에 약사가 바른 자세, 따뜻한 시선, 상냥한 표정으로 적극적으로 경청하는 태도는 고객이 소중하게 대우받고 있다고 느끼면서 자신의 증상이나 요구를 표현할 수 있게 된다.

또한 고객의 비언어적 신호(몸짓, 표정 등)도 주의깊게 관찰해야 한다.

예를 들면, 고객이 대화 도중 긴장한 표정을 지으면 그 상태를 파악하고 적절히 대응해야 한다. 약사는 자신의 표정과 태도에도 신경을 써서 잘못 해석될 수 있는 감정을 표현하지 않도록 주의해야 하고, 고객의 이름을 불러줌으로써 고객을 친밀하게 대우하고 있음을 전달하는 것도 좋은 방법이다.

약국에서 고객들이 가장 빈번하게 제기되는 소통 관련, 불만사항은 다음과 같다.

- **사적인 내용을 공개된 장소에서 이야기할 때 :** 고객은 자신이 개인적인 문제를 다룰 때 다른 사람들의 주목을 받지 않기를 원하는데, 약사가 공개된 공간에서 사적인 이야기를 큰 소리로 나누어 불편했다.
- **복용법을 글로만 전달할 때 :** 고객은 약사의 구두 설명을 통해 더 쉽게 이해할 수 있는데, 약사가 복약 지시를 단순히 글과 간단한 설명만으로 하는 경우 제대로 이해하기 어려웠다.
- **어려운 용어나 모호한 설명을 할 때 :** 약사가 사용하는 단어나 표현이 너무 어렵거나 불분명하여 혼란스러웠다. 예를 들어, 이 건강기능식품은 세 번이나 네 번 드실 수 있어요"와 같은 설명은 몇 번 먹으라는 것인지 헷갈렸다.
- **내용을 지나치게 요약할 때 :** 너무 간단하게 설명해서 중요한 정보가 빠지거나 필요한 정보를 놓치고 말았다.
- **질문을 할 때 중간에 말을 끊고 대답을 시작하는 경우 :** 고객이 설명하는데

약사가 다 아는 내용이라면서 중간에 끊고 대답을 시작하면 고객은 자신이 중요하지 않다고 느낄 수 있다.

- **질문을 반복할 때 귀찮은 표정을 짓는 경우** : 고객이 다시 물어보았을 때 짜증내는 표정이나 비난하는 태도로 반응하면 고객은 자신이 귀찮게 여겨졌다고 느낄 수 있다.
- **주의사항을 건성으로 전달할 때** : 주의사항을 대수롭지 않게 무관심하게 전달하면 고객은 불쾌감을 느끼게 된다. 예를 들어, 비만한 고객에게 "살 못 빼면 약 계속 먹어야 해요"와 같은 말을 하는 것은 고객에게 자극이 될 수는 있으나 큰 상처를 줄 수도 있다.
- **접수 직원이 컴퓨터만 보고 말을 할 때** : 접수 직원과의 대화에서 한 번도 쳐다보지 않고 컴퓨터 화면만 바라보며 대화하면 무시당하는 기분을 느낄 수 있다.

이러한 문제들은 모두 고객이 약국에 대하여 실망하고 다시는 찾지 않겠다는 결정을 내리는 사안이 될 수 있으므로 고객과의 소통에서는 친절하고 신중한 태도를 유지하는 것이 중요하다

접객 화법과 대화 내용의 중요성

접객 화법은 고객에게 기분 좋게 들리는 말투와 표현을 의미한다. 약국에서는 고객이 듣기 좋은 말만 제공하는 것이 아니라 전달하는 정보의 정확성과 이해도를 높이는 것이 중요하므로 고객의 상황에 맞춰 적절한 수준으로 대화해야 한다. 명령문보다는 의뢰문, 부정문보다는 긍정문을 사용하고, 고객이

이해해야 할 중요한 정보는 고객 수준에 맞는 단어로 전달하여 확실하게 이해할 수 있도록 한다.

약국에는 공격적인 고객도 있을 수 있으므로, 부주의한 말이나 난처한 반응은 피하고 "죄송합니다", "감사합니다"와 같은 표현을 습관적으로 사용하며, 필요에 따라 감탄사를 덧붙여 진심이 느껴지도록 하는 것도 대화 품질을 높이는 방법이다.

과학적이고 정서적인 표현의 구분도 중요하다. 예를 들어, "이 약은 5일분입니다"는 과학적인 말이고, "이 약은 먹기도 좋고 효과도 좋습니다"는 정서적인 말이다. 또한, 제품이나 서비스에 대해 설명할 때 부정적인 요소(가격 등)를 먼저 언급하고 긍정적인 요소(효과 등)를 뒤에 말하는 것은 설득력을 높이는 방법의 하나이다.

약국 내에서 고객은 직원들 간의 대화를 들으면서도 평가하므로 직원 간 대화에서는 호칭과 존댓말을 사용해야 한다. "○○야"보다는 "○○씨" 혹은 "○○님"을 사용하고, "약 가져와", "뒷정리 잘해"보다는 "약 가져와요", "뒷정리 잘해요"와 같은 경어를 사용하는 것이 바람직하다.

고객과의 대화에서는 천천히 설명하고, 고객의 표정을 살펴 이해도를 체크하며, 중요한 정보는 재차 확인하는 것이 필요하다. 실제 사례를 들어 설명하고, 신뢰성 있는 정보나 최신 통계를 제공하는 것도 도움이 된다. 그리고 정치나 종교에 관한 화제는 개인적인 친분이 아니라면 가능한 한 피하고, 주변에 대한 사적인 이야기도 개인적인 감정을 실어 개입하지 않도록 한다. 또한, 고객은 구매 결정을 내릴 때 종종 판매자의 조언에 큰 영향을 받는다. 자동차나 보험 상품을 구매할 때 장단점이나 차이를 명확하게 설명하지 못하면 고객은 구매를 망설이게 되듯이 약국에서도 고객은 건강에 대한 깊은 지식과 경험을 갖추고 있는 약사를 만나고 싶어 한다. 고객들이 특정 제품명을 선택하면서 질문하는 경우, "아무거나 선택하셔도 다 좋아요" 또는 "저도 써보지 않아서 정확히 말씀드릴 수 없네요"와 같은 답변보다는 구체적인 정보를 제공함으로써 고객이 확신을 가지고 선택할 수 있도록 도와주어야 한다.

"이 제품은 많은 고객분들께서 만족하셨습니다."

"이 제품은 효과가 좋고 사용하기 편리합니다."

"고객님께서 찾고 계신 효능이 이 제품에는 없으니 다른 제품을 추천해 드릴까요?"

"이 제품은 원하시는 가치를 모두 가지고 있습니다."

"이 제품은 아이가 복용하기에 안전하고 효과도 좋습니다."

"불편해하시는 증상이 빠르게 나아질 것입니다."

3. 전문성을 담은 상품 지식의 전달

약국에서 상품 지식의 전달은 고객의 신뢰를 구축하고, 올바른 제품 선택을 돕는 중요한 요소이다. 약국에서 상품 지식을 효과적으로 전달하는 것은 고객의 건강과 안전을 보호하는 것뿐만 아니라, 약사의 전문성을 보여주고 신뢰도를 높여 궁극적으로 매출 상승에도 큰 영향을 미친다.

상품 지식의 중요성

고객이 약국에서 제품을 구매할 때 중요한 것은 단순히 제품을 추천하는 것이 아니라, 정확한 정보를 제공하여 고객이 스스로 현명한 결정을 내릴 수 있도록 돕는 것이다. 특히, 셀프 메디케이션(Self-medication)의 확산으로 고객들은 사전에 많은 정보와 사용자의 후기 등을 참고로 스스로 제품을 선택하고 약사에게 확인을 받고 싶어하는 경우가 많아졌다.

이러한 상황에서 약사는 최신 건강 정보와 의약품에 대한 깊은 지식을 바탕으로, 고객이 적절한 제품을 선택했는지, 잘못된 정보로 판단을 했는지 전문적인 조언을 제공해야 한다.

지식 습득의 방법

약사는 다양한 채널을 통해 상품에 대한 깊이 있는 지식을 습득할 수 있다.

- **학술적 자료** : 최신 연구나 의약학 서적을 통해 새로운 약물이나 건강 관련 상품에 대한 정보를 얻는다.
- **전문가와의 소통** : 제약사, 도매상, 다른 약사들과의 소통을 통해 최신 제품 정보나 유용한 팁을 공유 받는다.
- **고객 피드백** : 실제로 제품을 사용한 고객의 피드백을 통해 제품에 대한 경험을 축적하고, 이를 인용하여 추천을 할 수 있다.
- **직접 체험** : 약사 본인이 일부 제품을 사용해보거나 테스트하여 실제 효과를 체험하고, 고객에게 보다 실질적인 조언을 제공한다.

고객 맞춤형 정보 제공

모든 고객이 동일한 정보를 요구하는 것은 아니므로 고객의 연령대, 건강 상태, 이전 경험 등을 고려하여 맞춤형으로 상품 정보를 제공하는 것이 중요하다. 예를 들어, 노년층 고객에게는 복용이 간편한 제품을 추천하거나, 어린 자녀를 둔 부모에게는 안전성이 강조된 제품을 소개하는 등, 맞춤형 상담을 통해 고객이 안심하고 만족하면서 제품을 구입할 수 있도록 배려한다.

상담 후 확인 및 재차 설명

상품 지식 전달은 구입을 유도하기 위해 단순히 정보를 제공하는 것에 그치지 않도록, 고객이 선택한 제품에 대해 궁금한 점이 없도록 재차 설명을 해주고, 중요한 내용은 고객이 이해를 했는지 질문을 유도하여 확인하며 고객이 경험한 문제나 불편함에 대해서도 피드백을 받아 기록하여 향후 제품 추천에 반영할 수 있도록 한다.

4. 신뢰와 호감을 만드는 세련된 매너

매너는 타인을 배려하는 태도이고, 에티켓은 사회적으로 인정된 행동 규범이다. 약사의 매너는 고객, 동료, 관계자와의 소통에서 전문성을 넘어 신뢰와 품격을 형성하는 역할을 한다.

현대 약사 매너의 중요성

- **온라인 시대의 매너** : 약사 상담은 이제 대면 외에도 온라인, 문자, SNS를 통해 이루어지므로 답변은 명확하고 간결하게 하고 이모티콘이나 비격식적인 표현은 자제한다. 민감한 개인정보는 철저히 보호하고, 고객과의 소통 기록은 신중히 관리한다.
- **다문화적 배려** : 다양한 문화적 배경을 가진 고객을 고려하여 종교적 금기사항, 언어적 차이, 문화적 예민성을 고려하여 상담한다.

약사의 호감 매너

- **예약시간 준수** : 고객과 상담시간을 예약하거나 대기중인 고객이 있는 경우, 약속된 시간이나 상담 예약은 정확하게 지키도록 한다. 예약 시간이 지연되거나 불필요한 대기 시간이 발생하지 않도록 한다.

- **언어, 비언어적 소통** : 약사는 고객과의 소통에서 긍정적인 반응을 보이면서 고객이 불편함 없이 대화할 수 있는 환경을 만들어주고 고객이 이해하기 어려운 표정을 보이면 쉽게 풀어 설명하고, 차분하고 부드러운 말투를 유지하며 상담한다.

- **공감과 경청** : 약사는 고객의 말을 적극적으로 경청하고 일반적인 기준으로 평가하지 말고 개별적인 상황을 이해하려는 노력을 기울인다. 고객이 자신의 건강과 관련된 문제를 이야기하면서 보이는 그들의 감정과 정서를 공감하여 고객이 자신의 상황을 충분히 설명할 수 있도록 배려한다.

소개 매너 – 명함 수수

약사는 고객뿐만 아니라 제약사, 의료기관, 협력사와도 관계를 맺게 되므로 소개의 첫인상은 매우 중요하다.

- **명함 준비** : 약국명, 직위, 연락처 등이 명확히 기재된 명함을 준비한다.
- **명함 수수** : 명함을 두 손으로 건네고 받을 때도 두 손을 사용하며, 받은 명함은 바로 넣지 않고 존중을 표현하며 읽는다.

전화 매너

전화 응대는 고객과 약국의 첫 접점이 될 수 있으므로, 신중한 태도가 필요하다.

- **첫인사** : 안녕하세요. OO약국입니다. 무엇을 도와드릴까요?"
- **목소리 톤** : 밝고 명확한 톤을 유지하며 고객의 말이 잘 들리지 않으면 "죄송합니다, 다시 말씀해 주시겠습니까?"로 정중히 요청한다.
- **상담 내용 요약** : "말씀하신 대로 ~이 맞는지 확인 부탁드립니다."
- **통화 종료** : 고객이 먼저 전화를 끊도록 유도하고 "도움이 필요하시면 언제든지 연락 주세요. 감사합니다."라고 마무리한다.

이처럼 지속적인 자기 성찰과 학습으로 완성되는 세련된 매너는 약사의 품격을 높이고 약국 서비스의 경쟁력을 강화하게 할 것이다.

5장
고객을 중심에 둔 고객 관리

1. CRM 이해와 고객 가치 창출

약국 고객 관계 관리(CRM) 전략

약국 운영에서 고객 관계 관리(Customer Relationship Management, CRM)는 단순히 고객 정보를 기록하는 것을 넘어, 고객과의 장기적인 관계를 구축하고 유지하기 위한 전략적 접근이다. 약국은 고객 정보를 통해 소비 행동을 분석하고, 이를 기반으로 고객 가치를 극대화하는 방향으로 나아가야 한다.

약국에서 수집하는 고객 데이터로 고객의 소비 행동을 분석하면 다음과 같은 질문에 대한 답을 얻을 수가 있다.

- 고객은 무엇을 구매하는가?
- 어떤 고객이 왜 그 상품을 선택하는가?
- 고객이 이전보다 더 많은 양을 구매한 이유는 무엇인가?
- 동일한 상품에 대한 고객의 주요 질문은 무엇인가?
- 고객은 왜 우리 약국을 선택했는가?

이러한 분석은 약국이 유사한 소비 패턴을 가진 잠재 고객을 발굴하고, 그들의 구매 의욕을 자극할 수 있는 기회를 제공한다.

최근 약국들은 고객과 소통하기 위해 문자 메시지와 같은 디지털 커뮤니케이션 방식을 활용하고 있다. 예를 들어, 고객이 원하는 상품이 재고가 없는 경우 입고 즉시 알려주는 문자 서비스를 제공하거나, 복약 지도 과정에서 정기적인 점검을 위해 메시지를 보내는 경우도 있다. 이러한 서비스는 메시지의 중요성에 대한 공감을 통해 고객이 메시지 수신을 선호하면 사전 동의를 받고 실행하도록 한다.

고객 가치를 극대화하는 CRM 전략

CRM은 단순히 고객 관리가 아닌, 고객 가치를 최대화하는 데 중점을 둔다. 약국은 기능적 서비스(처방, 판매 등)와 정서적 서비스(친절한 상담, 공감 등)를 조화롭게 제공해야 하는데 특히 단골 고객이 많거나 상담 비중이 높은 약국의 경우 정서적 서비스의 중요성이 더욱 강조된다.

CRM 전략을 효과적으로 실행하기 위해 약국은 다음을 고려해야 한다.

고객의 기분과 심리 상태를 파악하여 유형별로 개인화된 서비스 매뉴얼을 준비하기 위하여 고객이 상품을 구매하기까지 거치는 단계(주목 → 흥미 → 연상 → 욕망 → 비교검토 → 신뢰 → 행동 → 만족)를 분석한다. 그리고 고객의 구매 기록, 상담 내용 등을 분석해 미래의 행동을 예측하고 선제적으로 대응한다.

CRM은 단순한 기술이나 시스템이 아니라, 고객과의 관계를 강화하기 위한 약국의 전략이므로 약국마다 고객의 가치를 어디에 둘 것인가를 정하고 약국의 경쟁력을 높여 충성 고객을 확보하기 위한 CRM전략을 실행하도록 한다.

2. 효과적인 고객 관리 노하우

앞에서도 설명한 것처럼, 약국 서비스는 고객에게 실질적인 이익을 주는 기능적 서비스와 고객의 감정적 요구를 충족시키는 정서적 서비스 두 가지 측면을 균형 있게 제공해야 한다. 기능적 서비스는 처방전 조제, 상품 판매와 같은 실질적인 이익을 주는 활동이고 정서적 서비스는 고객과의 공감, 친절한 상담, 긍정적인 약국 경험을 포함한다. 약국의 특성에 따라 두 측면의 비중이 달라질 수 있는데, 조제 중심 약국은 접촉 빈도가 짧고 불특정 다수가 이용하므로 기능적 서비스가 더 중요한 경우가 많고, 상담 중심 약국은 단골 고객이 많고 상담 비중이 크기 때문에 정서적 서비스가 상대적으로 중요한 경우가 많다.

또한, 약국 서비스는 사전 서비스, 현장 서비스, 사후 서비스로 나눌 수 있는데 특히 현장 서비스의 대기 시간은 단순한 기다림이 아니라, 고객이 약국 내에서 잠재 니즈를 발견하거나 약사와 소통할 기회를 주는 시간이므로 대기 중 시각적, 청각적, 체험적 요소를 충분히 활용하도록 한다.

- **사전 서비스** : 고객 맞이 준비, 상담 예약 등
- **현장 서비스** : 대기 중 제공되는 자료 및 상담
- **사후 서비스** : 판매 후 고객 관리 및 피드백

디지털 기술을 활용한 고객관리 시스템 e-CRM의 활용으로 약국 운영의 효율성을 높이고 고객 만족도를 극대화할 수 있다.

- **문자 및 알림 서비스** : 약 복용 알림, 재입고 알림 등 정보 제공
- **고객 데이터 분석** : 구매 이력, 상담 내용을 기반으로 개인화된 서비스 제공
- **온라인 상담** : SNS, 메신저를 활용한 간단한 질의응답 서비스 제공

약국 고객의 니즈에 대한 만족을 높이기 위해서는 약국을 방문하는 고객들을 대상으로 정기적으로 다음과 같은 설문을 통해 조사하고 결과에 대한 피드

백을 정리하여 반영하는 것을 시스템화하여 관리하는 것도 추천한다.

⟨고객 만족 조사 설문 내용⟩

– 약국 서비스 만족도 (매우 불만 ~ 매우 만족)

– 불편 사항이나 건의사항

– 재방문 의도 및 추천 의향

– 칭찬하고 싶은 직원 성명 및 내용

3. 불만 고객의 해결과 관리

불만 고객은 약 잘못 응대하면 손실로 이어질 수 있지만 약국 서비스 개선의 중요한 단서를 제공하기도 한다. 불만 고객을 원만하게 응대하기 위해 약국은 다음 단계를 매뉴얼로 활용할 수 있다.

1) 정중한 사과로 시작하기

고객의 클레임을 듣기 전에 가장 먼저 해야 할 일은 진심 어린 사과이다.

<u>예시 멘트</u>

"대단히 죄송합니다."

"불편을 끼쳐 정말 죄송합니다."

이를 통해 고객의 감정을 가라앉히고 대화를 시작할 준비를 한다.

2) 끝까지 경청하기

고객의 이야기를 끊지 않고 끝까지 차분히 듣는 것이 핵심이다.

경청 원칙은 고객의 말을 가로막거나 잘못을 지적하지 않으며 고객의 화를 돋우지 않기 위해 약사의 감정을 드러내지 않고 중요한 내용은 메모하며 듣는다. 특별한 상황에서는 큰 소리로 화를 내거나 다른 고객에게 영향을 줄 경우, 장소를 분리하여 차분히 응대한다.

예시 멘트

"말씀하신 내용을 정리하면 ～ 이런 점이 불편하셨다는 말씀이시죠?"

3) 공감하고 다시 사과하기

문제를 명확히 이해한 후, 고객의 감정에 공감하며 재차 사과한다.

공감 멘트 예시

"정말 언짢으셨겠습니다. 제가 같은 입장이었어도 그랬을 것 같습니다."

"불편을 드려 정말 죄송합니다. 충분히 이해됩니다."

이 단계는 고객으로 하여금 약국이 자신의 말을 들어주었다는 신뢰감을 느끼게 한다.

4) 요구사항 확인 및 해결책 제시

고객의 요구사항을 정확히 파악한 뒤, 가능한 해결책을 즉시 실행한다.

즉시 해결이 가능한 경우: "그렇게 처리해 드리겠습니다.", "말씀하신 대로 바로 조치하겠습니다."

즉시 해결할 수 없는 경우: 현실적인 대안을 제시하고 고객의 동의를 구한다.

예시 멘트

"현재로서는 ～만 가능합니다. 괜찮으실까요?", "이 방법으로 진행해 보면 어떨까요?"

약국의 잘못이 아닌데도 고객의 요구가 지나칠 경우에는 직접적인 거절 대신 부드럽고 우회적인 언어로 설득한다.

예시 멘트

"말씀해 주신 부분에 대해 최선을 다해 확인했지만, ~ 사정으로 바로 조치는 어렵습니다. 대신 ~을 제안해 드려도 괜찮으실까요?"

5) 감사의 표현

불만 고객은 약국이 문제를 미리 발견하고 개선할 기회를 제공해 준다.

예시 멘트

"소중한 말씀 정말 감사합니다. 덕분에 저희가 더 나아질 수 있었습니다."

이러한 긍정적인 태도는 고객과의 관계를 회복하고, 약국의 이미지 개선으로 이어진다.

6) 후속 조치 및 공유

불만 고객과의 대화를 마친 후에는 이를 기록하고 약국 내부적으로 공유한다. 고객의 연락처를 알고 있다면 후속 연락을 통해 불만 해결에 만족했는지 확인하고, 모든 직원과 사례를 공유하여 유사 상황 발생 시 참고하도록 한다. 또한 불만 보고서를 작성하여 문제가 재발하지 않도록 기록하고, 직원이 새로 입사할 때마다 교육 자료로 활용한다.

4. 도전적이고 까다로운 고객 대응

약국을 방문하는 고객들은 예민하거나 불안한 경우가 많고, 특히 까다로운 고객은 요구사항이 많거나, 상품 선택에 어려움을 겪는 경우가 많다.

까다로운 고객의 유형

- 요구사항이 많은 고객

- 말이 지나치게 많은 고객

- 우유부단하거나 선택을 번복하는 고객

- 모든 일에 비판적으로 논쟁하려는 고객

- 상황을 파악하지 못하는 고객

- 무례한 태도를 보이는 고객

까다로운 고객 응대 원칙

- 감정적 대응 금지 : 문제에 초점을 맞추고 상황을 파악한다.
- 공감 : 맞장구와 반복적 설명을 통해 이해를 돕는다.

  가벼운 맞장구: "저런", "그런 일이 있었습니까"

  동의 맞장구: "정말 그렇겠군요", "예, 그렇죠."

  정리 맞장구: "그 말씀은 ~이라는 의미인가요?"

  재촉 맞장구: "그래서 어떻게 되었나요?"

- 도움 요청 : 대처가 어려운 경우 내부 직원에게 지원을 요청한다.

특히 맞장구는 고객의 감정을 누그러뜨리고, 약사가 문제 해결에 집중하고 있음을 알리는 데 효과적이다. 까다로운 고객도 적절히 대처하면 충성 고객으로 전환될 가능성이 높으므로 고객의 감정과 문제를 이해하면서 대응하는 훈련은 약국 서비스의 질을 높이는 중요한 과정이다.

다음은 참고할 만한 [모 기업의 불만 고객 응대 매뉴얼]이다.

고객의 감정을 수용한다

"상황을 충분히 이해합니다. 저라도 화가 날 수 있는 상황입니다."

"말씀하신 사항, 잘 이해했습니다."

사과한다

"맞습니다. 저희 잘못입니다."

"이런 일이 발생한 점 대단히 죄송합니다."

"불편을 드려 정말 죄송합니다."

한계를 정한다 (3회 이상 정중히 사과한 후)

"화가 나신 점 충분히 이해합니다. 이제 문제 해결을 위해 고객님의 협조가 필요합니다."

"현재 심정을 이해합니다. 그런데 다만 계속 화만 내시면 문제를 해결하기 어렵습니다."

업무와 관련된 대화를 시작한다

"조금 전에 말씀하신 ~라는 문제가 무엇인지 구체적으로 말씀해 주시겠습니까?"

"그럼 ~에 대해 상세히 말씀해 주시면 감사하겠습니다."

대안을 제시한다

"말씀을 들어보니 ~~게 하시거나 ~~게 하실 수 있을 것 같습니다. 어떤 것이 더 좋으신가요?"

"현재 상황에서는 이러이러하게 하시는 것이 더 나아 보입니다. 어떻게 생각하시나요?"

5. 불만고객, 도전고객 : 약국 사례와 처리과정

사례 1 : 불만 고객의 해결과 관리

"약국에서 구입한 비타민 복용 후 효과가 없어요"

• 상황 : 과로와 수면부족으로 상담한 고객에게 약사가 추천한 A제품에 대해 항의를 제기했다. 고객은 "이 영양제를 한 달 넘게 복용했지만, 아무런 효과가 없다" 면서 불만을 표시했고, 제품을 반환하며 환불을 요구했다. 고객은 계속해서 "약국에서 본인이 호소한 증상과 연결하여 비타민의 효과에 대해 충분한 설명을 해주지 않았다"고 주장하며 불만을 제기했다.

해결책

고객의 입장에서 공감하기:

• 첫 번째 단계는 고객의 불만에 대해 진심으로 공감하는 것으로 "이런 문제로 불편을 겪으신 것에 대해 매우 죄송합니다. 고객님께서 기대한 효과를 경험하지 못

한 점에 대해 이해합니다."라고 대화를 시작한다.

제품에 대한 정확한 정보 제공:

- 고객에게 비타민 제품의 효과는 개인마다 다를 수 있음을 알린다. 특히, 제품 효과는 영양 상태, 복용 기간, 생활 습관 등 다양한 요소에 따라 달라질 수 있다는 점을 설명하면서 "이 영양제는 특정 비타민이 부족한 경우 보충을 목적으로 사용하며 효과를 보기까지 시간이 걸릴 수 있습니다."라고 명확하게 언급한다.

환불 및 대체 제품 제시:

- 고객이 제품을 반환하고 환불을 요구한다면, 환불 정책에 따라 환불을 해주는 것이 중요하다. 그러나 이와 동시에 고객에게 대체 제품을 제시하거나, 추가 상담을 제공하는 것도 좋은 접근이다. "만약 이 제품이 맞지 않으셨다면, 다른 비타민 제품이나 보충제를 추천해 드릴까요? 새로 추천 드릴 제품은 지난 제품에 대하여 몇 가지가 보완된 것입니다."라고 고객을 배려하고 있음을 전달한다.

피드백 요청 및 개선:

- 마지막으로 불만을 제기한 고객에게 감사의 의미를 전달하고 피드백을 통해 서비스 개선에 활용할 수 있음을 강조한다. "고객님의 영양제에 대한 반응을 파악했으니 잘 기록해두겠습니다."라고 최선을 다했음을 표현한다.

이처럼, 공감을 통한 고객의 감정 관리와 소통은 고객의 불만을 해소하는 데 매우 중요한 역할을 한다. 고객이 불만을 제기하는 경우는 단순히 제품이나 서비스에 대한 불만보다는 자신이 제기한 불편함이나 불만이 충분히 이해받지 못한다고 느낄 때이다. 이때 약사가 고객의 감정을 공감하고, 그들의 입장에서 상황을 이해하려는 태도를 보인다면 고객은 그 불만을 해소하고, 보다 긍정적인 인식을 갖게 된다. 여러 연구에서 밝혀진 바와 같이, 고객이 불만을 제기할 때, 그 불만을 해결하는 과정에서 고객이 감동을 받거나, 자신이 중요하게 여겨지는 존재로 대우받고 있다고 느끼면 고객은 그 경험을 다른 사람들과 공유하고, 장기적인 고객이 될 확률이 높아지며, 입소문을 통해 새로운 고객을 유치하는 데도 기여할 수 있다.

따라서 약국에서는 고객 불만을 해결하는 과정에서 고객의 감정을 존중하고, 그들이 다시 방문하고 싶도록 만드는 경험을 제공하는 것이 중요할 것이다.

사례 2 : 도전적이고 까다로운 고객 대응

"약사님은 왜 원하는 제품을 안 주고 다른 것을 추천하시나요?"

- 상황 : 고객이 약국에서 진열된 특정 제품을 구매하려 했으나 약사는 복용중인 처방약과의 상호작용을 염두하고 다른 약을 제시했다. 고객은 약사가 설명한 약으로 구입을 해서 복용했는데 효과를 보지 못하고 부작용이 생겼다면서, 약사가 왜 고객의 요구를 무시하고 이런 약을 주는 것이냐고 불쾌감을 표시했다. 약사가 약국의 이익만을 생각하는 약국이라고 주장을 하며 약사 권위에 도전하는 말을 다른 고객에게 들릴 정도로 크게 말하며 불만을 제기했다.

해결책

상황에 맞는 침착한 대응:

- 고객의 불만에 감정적으로 반응하기보다 침착하고 전문적인 자세로 "고객님, 제 추천이 마음에 들지 않으셨다면 죄송합니다만, 고객님께서 요청하신 제품은 고객님이 현재 복용중인 처방약 OO과 상호작용이 있어서 치료효과를 떨어뜨릴 수

있으므로 적합하지 않습니다. 그래서 처방약에 영향이 없는 다른 제품을 추천해 드린 것입니다."라고 이해시킨다.

고객의 의견을 경청하고 대화의 흐름을 긍정적으로 이끌기 :

- 고객이 불만을 표출할 때는 이를 직접적으로 반박하거나 거부하지 않고, 경청하는 태도를 유지한다. "고객님께서 생각하신 약이 왜 좋다고 생각하셨는지에 대해 말씀해 주시면 자세히 알아보고 더 나은 대안이 있는지 찾아드리겠습니다." 라고 안심시킨다.

전문적인 정보 제공:

- 고객이 약사의 권위에 도전할 때, 전문적인 지식을 바탕으로 설명한다. "이 약은 일반적으로 OO 경우에 사용되지만, 고객님과 같은 상황에서는 장기적인 부작용이 있을 수 있습니다. 고객님의 건강 상태를 고려했을 때 이 약이 더욱 적합할 것이라 판단했습니다."라고 근거를 설명한다.

상호 존중의 자세로 대화 마무리:

- 고객과의 대화가 어려워지더라도 상호 존중의 자세로 마무리한다. "고객님의 의견은 충분히 이해합니다. 더 나은 선택을 할 수 있도록 계속해서 정보를 제공해 드리겠습니다. 혹시 다른 질문이 있으면 언제든지 말씀해 주세요."라고 고객을 존중하면서 책임을 다하고 있음을 표현한다.

약국에서 고객과의 갈등을 해결할 때, 가장 중요한 것은 상호 존중과 전문적인 설명이다. 고객은 자신의 문제나 불만을 해결하기 위해 약국을 찾았기 때문에, 우선 고객의 감정과 반응을 존중하는 태도가 갈등을 해소하는 데 중요하다.

그렇다고 해서 약사가 자신의 전문성을 과소평가하거나, 고객의 요구에 무조건 맞추는 방식으로 갈등을 해결해서는 안 된다. 갈등을 해결하기 위한 핵심은 고객의 반응을 존중하면서도 약사의 판단과 결정에 대한 명확한 근거를 설명하는 것이다. 예를 들어, 약사가 어떤 제품을 추천하거나, 특정 치료 방법을 제시할 때는 그 결정이 왜 중요한지, 어떻게 고객의 건강에 도움이 될 수 있는지를 논리적으로 설명하여 고객이 자신의 건강에 대한 중요한 결정을 내리는 데 참고할 수 있도록 한다.

이렇게 상호 존중과 전문적인 설명을 바탕으로 갈등을 해결하면, 고객과의 신뢰가 깊어지고 관계 개선에 큰 도움이 될 것이다.

6장
약국 서비스 품질 관리로 신뢰를 강화하다

1. 서비스 품질의 개념과 중요성

서비스 품질은 고객의 만족도와 직결되는 중요한 개념으로, 약국에서도 예외는 아니다. 서비스 품질 평가는 고객이 약국을 방문한 첫 순간인 진실의 순간(MOT, Moment of Truth)'에 이루어진다. MOT는 고객이 약국에 들어서는 첫 15초 동안의 경험을 의미하며, 이 짧은 시간 동안 고객은 약국의 첫인상을 결정하게 된다. MOT를 평가하는 기준은 고객이 약국에 들어서는 순간부터 시작되며 고객은 입장하면서 직원의 친절한 인사와 약국 환경을 먼저 평가한다. 이후 상담이나 조제가 원활히 이루어지는지, 대기 중 편안함을 느끼는지 등의 모든 접점을 통해 약국 서비스 품질을 직관적으로 판단하게 된다.

따라서 약국 서비스 품질을 높이려면 약국의 서비스 프로세스를 세심하게 설계하고, 직원들이 이를 잘 실천할 수 있도록 교육하는 것이 필수적이다. 고객이 들어와서 나가는 모든 접점에서 긍정적인 경험을 제공하는 것이 서비스 품질을 높이는 핵심인 것이다.

고객의 서비스 품질에 대한 평가는 고객이 기대하는 수준에 따라 달라진다. 만약 약국의 서비스가 고객의 기대를 초과하면 고객은 만족감을 느끼고, 서비스가 기대에 미치지 못하면 불만족을 경험하게 되는데, 고객의 불만족은 그들이 다른 약국으로 전환하거나 부정적인 구전을 발생시키는 원인이 된다. 반대로, 서비스 품질이 우수하면 고객의 재방문 의도와 충성도가 높아지고,

그들의 구전으로 인한 신규 고객 유입이 증가하게 된다. 그런데 고객의 기대는 항상 일정하지 않아서, 시간이 지나면서 변하게 되며, 다른 약국이나 유사 매장의 서비스 품질 향상에 따라 기대하는 약국의 서비스 수준도 높아진다.

따라서 약국은 고객의 기대 변화를 예측하고 이에 맞는 서비스를 제공하기 위해 지속적으로 품질 개선을 해야 한다. 고객이 기대하는 수준을 파악하고 이를 충족시키는 것이, 서비스 품질 향상의 첫걸음이라 할 수 있겠다.

2. 서비스 품질을 객관적으로 측정하기

서비스 품질은 무형적이고 주관적인 특성을 가지기 때문에, 이를 평가하는 과정에서 가장 중요한 기준은 고객의 지각된 품질이다. 고객이 직접 경험한 서비스가 어떻게 느껴졌는지, 즉 고객이 체감한 서비스의 품질 수준이 실제 서비스의 질을 판단하는 중요한 기준이 된다. 이는 고객이 약국에서 제공받은 서비스에 대해 어떻게 인식하고 평가하는지를 중심으로 결정되며, 고객의 만족도나 불만족에 큰 영향을 미친다.

따라서 고객이 서비스 품질을 평가할 때, 그들의 경험을 바탕으로 느끼는 감정과 반응이 매우 중요하다.

예를 들어, 약국에서 대기 시간이 길었을 때, 고객은 그 상황을 불편하고 부정적으로 인식할 수 있지만, 대기하는 동안 제품 체험 등 여러 서비스를 받았다면 약국에서 조금 더 쉬었다 가고 싶을 만큼 편안하게 느껴 고객은 긍정적인 평가를 내릴 확률이 높다. 이처럼, 서비스 품질은 실제 제공된 서비스와 고객의 개인적인 경험이 결합된 주관적인 지각에 의해 결정된다.

따라서 서비스 품질을 향상시키기 위해서는 고객의 경험을 중시해야 하고 고객 서비스 품질을 측정할 때는 고객이 느끼는 품질을 기준으로 평가해서 고객의 피드백과 경험을 통해 이를 지속적으로 개선해 나가는 것이 중요하다.

서비스 품질 모델

서비스 품질의 측정을 위해 대표적으로 사용되는 이론적 틀 중 하나는 SERVQUAL 모델이다.

이 모델은 Zeithaml, Berry and Parasuraman(1988) 이 개발한 것으로, 기대와 실제 경험 간의 격차를 측정하여 서비스 품질을 분석하는 도구로 널리 사용되며, 다섯 가지 주요 차원으로 서비스 품질을 평가한다.

신뢰성(Reliability)

약국에서 제공하는 서비스가 고객의 기대에 부합하도록 지속적으로 정확하고 일관되게 이루어지는가를 측정하는 것으로, 처방약 조제의 정확성과 상담 내용의 신뢰성이 이에 해당된다.

확신성(Assurance)

고객이 약사의 전문성과 약국 직원의 친절한 태도를 통해 신뢰와 안심을 느끼는지를 평가하는 것으로, 약사의 상담 능력, 문제 해결력, 그리고 정중한 태도 등이 해당된다.

유형성(Tangibles)

고객이 접하는 서비스 환경과 물리적 요소를 평가하는 것으로, 약국의 청결도, 인테리어, 직원의 복장, 그리고 약국에서 사용하는 도구나 장비의 상태 등이 이에 포함된다.

공감성(Empathy)

고객의 입장에서 그들의 필요와 요구를 이해하고, 이를 충족시키려는 노력이 서비스에 반영되었는지를 측정하는 것으로, 노약자에게 추가적인 배려를 제공하거나 고객의 개인적 상황을 고려하는 상담이 해당된다.

대응성(Responsiveness)

고객의 요구와 요청에 신속하고 적절하게 반응하는지를 평가하는 것으로, 대기 시간을 줄이기 위한 노력, 문제 발생 시 즉각적인 대처 등이 이에 해당된다.

서비스 품질 측정의 활용

약국에서 서비스 품질을 정확하게 측정하려면 다양한 고객 피드백을 수집하고 분석하는 과정이 필수적이다. 가장 일반적인 방법은 고객 설문조사와 인터뷰를 통해 직접적인 의견을 얻는 것이며, 서비스 이용 후 피드백을 받는 것도 효과적인 방법이다. 이 과정에서 고객이 실제로 경험한 서비스에 대한 만족도와 불만을 구체적으로 파악할 수 있으므로 이 데이터는 약국이 고객의 요구를 충족시키고 서비스 품질을 개선할 수 있는 기초 자료가 된다.

서비스 품질 측정에서 중요한 것은 고객의 기대와 실제 서비스 제공 간의 차이, 즉 서비스 품질 간극(Gap)을 파악하는 것이다. 고객이 기대하는 서비스 수준과 실제로 제공된 서비스의 차이를 정확히 인지하고 이를 좁히는 데 집중하는 것이 약국의 품질 개선에 중요한 역할을 한다. 이렇게 고객이 느끼는 서비스 품질과 고객의 피드백을 정기적으로 수집하고 평가한다면 다음과 같은 목적을 달성할 수 있다.

- **약국 고객 만족도 향상**

  고객이 느끼는 서비스 품질을 측정하여 개선하면, 약국에서 고객이 만족하는 서비스를 확인하여 재방문을 유도할 수 있고, 고객의 추천을 통한 신규 고객 유입도 촉진되어 약국의 장기적인 성장에 기여할 수 있게 된다.

- **약국 경쟁력 확보**

  타 약국과의 차별화된 고품질 서비스를 제공하여 약국의 경쟁력을 강화할 수 있고, 서비스 품질이 뛰어난 약국은 단골 고객의 증가로 지속적인 매출 성장을 기대할 수 있게 된다.

- **약국내 문제 사전 예방**

  서비스 품질을 지속적으로 측정하고 고객 피드백을 반영하면, 고객이 불편을 겪기 전에 문제를 해결할 수 있고 이를 통해 부정적인 구전(입소문)을 최소화하고, 고객 이탈을 줄일 수 있다. 고객 불만을 사전에 예방하여 약국에 대한 긍정적인 인식을 유지할 수 있게 된다.

3. 내 약국의 서비스 청사진 설계하기

서비스 청사진은 약국이 제공하는 주요 서비스 프로세스를 도식화하여 이해하기 쉽게 표현한 도구이다. 이를 통해 고객, 약사, 약국 직원이 각자의 역할을 명확히 하고, 서비스 전달 과정의 흐름을 체계적으로 설계할 수 있다. 약국의 서비스 청사진은 고객 접점마다 발생할 수 있는 상호작용을 미리 예측하고, 서비스 품질을 극대화하기 위한 구체적인 행동 지침을 포함하여 작성하는 것이 핵심이다.

서비스 청사진 설계의 목적

- **고객 경험 강화**

  고객이 약국에 들어왔다가 나가는 전 과정에서 긍정적인 경험을 누릴 수 있도록 세부적으로 설계하여 고객 만족도를 높이고 재방문을 유도한다.

- **업무 효율성 증대**

  약국 내부 프로세스를 시각화 해서 문제 발생 가능 지점을 사전에 파악하고 예방 조치를 마련한다. 효율적인 프로세스는 직원 만족도와 운영 효율성을 높이는 데도 기여한다.

- **표준화된 서비스 제공**

  약국의 모든 직원이 동일한 기준으로 서비스를 제공할 수 있도록 행동 지침을 세분화한다.

서비스 청사진의 주요 구성 요소

- **고객 행동**

  고객이 약국에 들어와 서비스 과정을 경험하는 모든 행동을 나열한다.

  예: 약국 방문 → 처방전 제출 → 결제 및 안내 → 대기 → 복약지도

- **약국 직원 행동**

  고객 행동에 따라 약국 직원(약사 포함)이 수행해야 하는 역할과 행동을 정의

한다.

예: 고객의 예상 대기 시간과 약국내에서 제공하는 정보 서비스를 알려준다.

- **지원 프로세스**

  약국 내부에서 고객과 직접 상호작용하지 않는 업무를 포함한다.

  예: 처방 데이터 입력, 의약품 보충, 포스 시스템 점검 등

최신 트렌드를 반영한 서비스 청사진 작성 팁

- **디지털 서비스 활용**

  온라인 처방 접수나 조제 알림 서비스로 활용할 수 있다.

- **셀프서비스 옵션 제공**

  간단한 건강기능식품 구매나 복약 후 추가 상담 예약 등은 키오스크나 모바일 앱으로 가능하도록 전환할 수 있다.

- **개인화된 상담**

  복약 지도를 개인 맞춤형으로 제공하면서 필요 시 이메일 또는 앱으로 요약본을 발송할 수 있다.

- **대기 시간 관리**

  QR코드로 현재 대기 시간 조회가 가능하고 대기 시간 동안 건강 정보를 제공하는 디지털 앱을 설치할 수 있다.

- **환경 친화적 요소 통합**

  약봉투를 재활용 가능한 소재로 사용하고 의약품 등 제품 설명서를 디지털로 제공하여 종이 낭비를 줄일 수 있다.

이와 같이 단계별 청사진을 작성한 후, 점검을 통해 약국의 모든 단계에서 고객과 직원 간의 상호작용을 검토하여 문제점이나 개선점을 발견하고, 고객 피드백과 약국 내부 의견을 정기적으로 조사하여 반영하면 서비스를 지속적으로 개선할 수 있다. 또한, 서비스 청사진을 바탕으로 표준 매뉴얼을 작성하고, 모든 직원이 이를 숙지할 수 있도록 정기적인 교육을 실시하는 것도 중요하다.

4. 약국 직원 교육과 역량 강화를 통한 서비스 최적화

약국의 서비스 품질은 직원들의 역량과 태도에 의해 크게 좌우되므로 직원 교육은 신규 채용부터 지속적인 역량 강화에 이르기까지 체계적으로 이루어져야 하며, 이를 통해 고객 서비스와 내부 운영의 효율성을 극대화할 수 있다.

1) 신규 직원 교육(Onboarding Training)

신규 채용 직원을 대상으로 하는 초기 교육은 약국의 비전, 운영 방침, 직무 요구사항 등을 전달하는 중요한 단계이다.

- **주요 내용**
  - 약국 운영 구조 및 시스템 이해.
  - 기본 서비스 매너: 인사법, 복약 지도 기본 태도.
  - 의약품 분류 및 보관 관리.
  - POS(Point of Sale) 시스템 및 전자 처방 관리 프로그램 사용법.
- **실행 방안**
  - 초반 1~2주 동안 적응 교육 일정 수립.

– 교육 후 업무 매뉴얼 제공 및 피드백 세션 진행.

2) 서비스 태도 교육

약국 직원은 고객과의 접점에서 약국의 이미지를 대표하므로 서비스 태도를 개선하는 교육이 필수적이다.

- **주요 내용**
  - 고객 유형별 응대법: 예민한 고객, 노인 고객, 어린이 동반 고객 등.
  - 효과적인 커뮤니케이션 스킬: 공감 표현, 경청, 언어 및 비언어적 태도.
  - 갈등 관리 및 컴플레인 처리 방법.
- **실행 방안**
  - 실습 중심의 롤플레이(Role-play) 훈련.
  - 모니터링 및 사례별 피드백 제공.

3) 근무약사 전문성 강화 교육

직원의 전문 지식이 고객의 신뢰도를 높이고 약국의 경쟁력을 강화한다.

- **주요 내용**
  - 약물학 기본 지식: 일반의약품(OTC)과 전문의약품(ETC) 차이, 약물 상호
    작용.
  - 건강기능식품 및 의약외품 상담법.
  - 약물 사용과 관련된 최신 지침 및 규정.
- **실행 방안**
  - 정기적인 내부 세미나 및 워크숍.

- 외부 전문가 초청 강의.

- 약사협회 및 관련 기관에서 제공하는 전문 과정 참여 독려.

4) 기술 활용 능력 교육

디지털 기술을 적극 활용하면 업무 효율성을 높이고 고객 만족도를 개선할 수 있다.

- **주요 내용**

  - 약국 전산 시스템 활용법: 재고 관리, 고객 기록 관리.

  - 비대면 복약 지도와 원격 상담 기술.

  - 디지털 결제 시스템과 온라인 플랫폼 연동 관리.

- **실행 방안**

  - 최신 시스템 도입 시 전 직원 대상 집중 교육.

  - 문제 해결 능력을 기르기 위한 사례 중심 학습.

5) 팀워크 및 동기 부여 프로그램

직원 간의 협력과 동기 부여는 약국의 지속 가능성과 서비스 품질에 큰 영향을 미칠 수 있다.

- **주요 내용**

  - 효과적인 팀워크를 위한 커뮤니케이션 방법.

  - 업무 분담 및 협력 증진 방안.

  - 직원의 직무 만족도를 높이기 위한 동기 부여 방법.

- **실행 방안**

- 팀 빌딩 워크숍 및 정기적인 친목 행사.

- 성과 기반의 인센티브 시스템 도입.

- 정기적으로 의견을 듣는 소통의 날 운영.

6) 지속적 교육과 피드백 체계

직원 교육은 단기적인 이벤트가 아닌 장기적이고 지속적인 과정이어야 한다.

- **주요 내용**
  - 지속적인 서비스 품질 평가와 피드백 제공.
  - 개별 직무 역량에 맞는 맞춤형 교육 설계.
  - 신기술 및 트렌드 반영을 위한 최신 교육 자료 업데이트.
- **실행 방안**
  - 월간 혹은 분기별 교육 프로그램 일정 수립.
  - 직원의 피드백을 바탕으로 교육 내용 개선.
  - 온라인 교육 플랫폼 활용으로 시간과 장소의 제약 극복.

7) 성과 및 기대 효과

체계적인 교육은 약국 직원의 역량을 강화하는 것뿐만 아니라, 약국 운영 전반에 걸쳐 긍정적인 변화와 지속 가능한 성장을 이끌어내며 다음과 같은 효과를 기대할 수 있다.

- **고객 만족도 증가 및 약국 브랜드 이미지 향상**

체계적인 교육을 통해 직원들이 전문성과 친절한 서비스 태도를 갖추게 되면, 고객은 더욱 만족스러운 서비스를 경험하게 되고 고객의 만족도가 높아지면 자연스럽게 약국의 브랜드 이미지도 긍정적으로 변화한다. 좋은 서비스 경험을 제공한 고객은 재방문뿐만 아니라 주변에 약국을 추천하게 되어 약국의 입소문 효과가 발생하고, 지역 내에서도 신뢰도와 평판이 향상된다.

- **직원 이직률 감소와 업무 효율성 증대**

    직원들이 지속적으로 역량을 강화하고, 교육을 통해 자신감과 업무 숙련도가 높아지면, 이직률을 효과적으로 감소시킬 수 있다. 교육을 통해 직원들이 자신의 역할에 대해 명확히 이해하고, 업무에 대한 만족도가 높아지며, 직장에서의 불안감이나 스트레스가 줄어들게 된다. 또한, 교육을 통해 업무의 효율성이 증대되어, 직원들이 더 빠르고 정확하게 업무를 처리할 수 있게 되므로, 전체적인 운영 효율성도 향상된다.

- **약국 운영 과정에서 발생하는 오류 및 실패율 감소**

    체계적인 교육은 업무의 표준화와 프로세스의 정확성을 높이는 데 중요한 역할을 한다. 약사나 직원들이 명확한 절차와 정확한 정보를 바탕으로 업무를 수행하게 되면, 오류나 실수를 최소화할 수 있게 되며 업무의 일관성을 유지할 수 있게 된다.

이상에서 본 것처럼 약국이 체계적인 교육을 통해 약사와 내부 직원들의 역량 강화를 위해 꾸준히 투자한다면, 약국의 경쟁력을 확보하고, 고객에게 좋은 서비스를 제공하는 약국으로 홍보되어 지역내에서 안정적으로 자리매김할 수 있을 것이다.

약국의 심리적 안전망 역할:
예방, 모니터링,
그리고 지원

1장
약사의 역할 : 정신건강 문제 인식과 관리의 중요성

약사는 의약품을 처방받아 복용하는 환자와 밀접하게 상호작용하는 약료 전문가로서, 환자의 건강 상태에 대해 중요한 정보를 얻을 수 있는 위치에 있다. 특히 정신건강 문제는 만성질환이나 환경적 변화로 인해 발생하거나 악화될 수 있으므로, 약사는 이를 잘 인식하고 적절한 지원을 제공하는 역할을 할 수 있어야 한다.

정신건강 문제와 신체건강의 연관성

정신건강 문제는 마음의 상태에만 국한되지 않고, 신체적 건강과도 깊은 연관이 있다.

당뇨병, 고혈압, 심혈관 질환과 같은 만성질환은 환자에게 장기간의 스트레스를 유발하여 우울증, 불안장애, 스트레스 반응 등의 정신건강 문제를 초래할 수 있고, 만성질환 치료 과정에서 약물의 부작용이나 치료에 대한 스트레스가 환자의 심리적 상태를 악화시키는 경우도 있다.

약사는 만성질환 환자들의 약물 복용 이력과 상태를 면밀히 살피면서, 정신건강 문제의 초기 징후를 파악할 수 있는 상황에 있으므로, 이를 신속히 감지하여 약물 부작용에 의한 것인지, 환자 개인의 변화에 의한 것인지를 파악하고 병원 연계를 도울 수 가 있다.

환경적 변화와 정신건강 문제

급격한 환경적 변화로 인한 정신건강 장애도 증가하고 있다. 직장 상실, 경제적 압박, 가족 문제 등으로 심리적 스트레스가 지속되면 불안, 우울, 분노 등의 증상으로 이어질 수 있으며 특히 고령자는 사회적 고립이나 돌봄 부족으로 정신건강 문제가 장기적으로 악화될 가능성이 크다.

약사는 만성질환 처방약을 정기적으로 복용하는 환자와 지속적으로 접촉할 수 있기 때문에, 환자의 생활 환경의 변화로 인한 정신 건강 문제의 초기 신호를 비교적 빠르게 알아차릴 수가 있다. 환자가 "잠을 잘 못 자요", "마음이 너무 무겁고 답답해요", "종일 무기력해요"라고 호소한다면, 이것이 일시적인 증상인지 만성적으로 진행된 신체적, 정신적인 경고 신호인지 파악해서 대응할 수 있어야 한다.

약사의 역할

약사는 정신건강 문제의 예방과 관리에서 다음과 같은 중요한 역할을 수행할 수 있다.

- **약물 복용 모니터링**

  환자의 약물 복용 상태를 모니터링하고, 약물 부작용이 정신건강에 미치는 영향이 있는지 점검한다.

- **심리적 안정 지원**

  스트레스 관리 방법이나 심리적 안정을 돕는 기법을 환자에게 안내한다.

- **전문가 연계**

  정신건강 문제의 징후를 발견했을 경우, 이를 관련 전문가와 연계하여 환자가 적절한 치료를 받을 수 있도록 돕는다.

약사가 환자의 환경적 변화와 건강 상태를 주의 깊게 관찰하며, 정신건강 문제의 초기 신호를 인식하는 데 중요한 역할을 한다면 환자나 고객의 정신건강 문제를 조기에 예방하고 관리하는 데 기여할 수 있을 것이다.

2장
약사가 알아야 할 주요 정신건강

약국에서 만성질환 처방약을 복용하는 환자나 고객이 정신 건강에 대한 고민을 털어놓을 때, 약사의 심리적 지원은 큰 힘이 될 수 있다. 또한, 필요한 경우 조기에 전문가 상담을 받을 수 있도록 연결하는 데도 중요한 역할을 할 수 있다.

다음은 약국에서 자주 접하는 10가지 정신 건강 관련 증상을 세심하게 파악할 수 있도록 미국 정신의학협회(APA)에서 발행한 정신 장애 진단 및 통계 편람인 DSM-5(Diagnostic and Statistical Manual of Mental Disorders)를 참고하여 정리하였다. 본 내용에서는 10개 주제별로 정의, 자각증상, 증상 파악, 심리적 접근, 약사로서의 솔루션, 상담 시 주의사항에 대하여 상세히 설명하고자 한다.

스트레스장애(Stress disorder)

1) 정의

스트레스장애(Stress Disorder)는 외상적 사건이나 강한 심리적 스트레스에 의해 발생하는 정신적 · 신체적 반응을 포함하는 장애이다. DSM-5에서는 스트레스 관련 장애를 다음과 같이 분류한다.

- **급성 스트레스 장애(ASD, Acute Stress Disorder)**

  심각한 외상 후 3일~1개월 이내 발생하는 급성 반응

- **외상 후 스트레스 장애(PTSD, Post-Traumatic Stress Disorder)**

  외상 사건 후 1개월 이상 지속되는 만성적 장애

- **적응장애(Adjustment Disorder)**

  스트레스 요인(이직, 이혼, 질병 등)으로 인한 정서적/행동적 증상이 발생

- **기타 스트레스 관련 장애**

  특정 기준을 충족하지 않지만 심각한 스트레스 반응이 있는 경우

2) 자각증상 (환자가 느끼는 증상)

스트레스 장애의 증상은 신체적 · 정신적 증상으로 나타나며, 개인에 따라 다양하다.

(1) 신체적 증상

- 지속적인 피로감
- 불면증(잠들기 어렵거나 자주 깨는 증상)

- 두통, 근육통, 소화불량

- 가슴 두근거림(교감신경 항진)

- 면역력 저하(잦은 감기, 감염)

(2) 정신적 증상

- 집중력 저하, 기억력 감퇴

- 불안감, 긴장감 증가

- 감정 조절 어려움(쉽게 화를 냄, 짜증 증가)

- 우울감, 무기력함

- 공포감, 외상 경험의 반복적인 회상(PTSD의 경우)

(3) 행동적 증상

- 사회적 위축(사람들과의 교류 감소)

- 흡연, 음주, 폭식 등의 문제 행동 증가

- 특정 장소 · 상황 회피(외상 후 스트레스 장애)

3) 증상 파악 (약사의 역할)

약국에서 스트레스 장애를 겪는 환자는 신체 증상 완화 목적으로 약을 찾거나 불면, 불안으로 인해 건강기능식품을 찾는 경우가 많다.

- **약국에서의 행동**

  - 불면증, 두통, 소화불량 약을 자주 찾음

  - 감기, 염증 등 면역력 저하로 자주 방문

  - 심장 두근거림(교감신경 항진)으로 상담이 빈번함

  - 집중력 저하로 카페인 함유 제품을 찾음

- **복용 약물 패턴**
  - 위장약(제산제, 소화제) 자주 구매
  - 진통제(두통·근육통 완화) 복용 빈도 증가
- **질문을 통한 증상 확인**
  - "최근에 스트레스를 많이 받고 있나요?"
  - "잠을 잘 못 자거나, 자주 깨나요?"
  - "평소보다 감정 조절이 어렵거나 불안한가요?"

4) 심리적 접근

스트레스 장애는 단순한 마음가짐의 문제가 아니라 신경계 조절 문제이므로 심리적 지원이 필요하다.

- **인지 재구성 (Cognitive Restructuring)**
  - "지금 느끼는 스트레스 반응은 정상적인 신체 반응이에요."
  - "이 상황을 스스로 통제할 수 있도록 도와드릴게요."
- **이완 기법 (Relaxation Techniques)**
  - 복식 호흡법: 코로 천천히 들이마시고, 입으로 길게 내쉬기
  - 명상 및 요가: 자율신경 균형 회복 도움
  - 근육 이완법: 손발을 꽉 쥐었다가 서서히 풀면서 긴장 완화
- **감정 표현 유도**
  - "혼자서 참지 말고 믿을 수 있는 사람과 이야기해 보세요."
  - "스트레스 해소를 위한 취미 활동을 만들어요."
- **생활 습관 조절**

- 규칙적인 운동(산책, 가벼운 유산소 운동)

- 카페인 · 알코올 줄이기(과도한 자극 피하기)

- 일정한 수면 패턴 유지

5) 약사 솔루션

약사는 스트레스 장애 완화를 위한 건강기능식품 추천과 생활습관 개선을 지도할 수 있다.

- **건강기능식품 추천**

  - 마그네슘: 신경 안정, 근육 이완

  - L-테아닌: 불안 완화, 긴장 감소

  - GABA: 신경 전달물질 균형 조절

  - 오메가-3: 뇌 기능 향상, 감정 조절

  - 비타민 B군: 신경전달물질 생성 촉진.

- **약물 복약 지도**

  - 수면제 (졸피뎀, 트리아졸람 등)

  - 신경안정제 (알프라졸람, 로라제팜 등)

  - 항우울제 (SSRI 등)

- **생활습관 개선 조언**

  - 수면 위생 관리(취침 전 스마트폰 · TV 시청 자제)

  - 정해진 시간에 기상, 수면 리듬 유지

  - 심신 안정에 좋은 허브차(카모마일, 라벤더) 활용

6) 상담 시 주의사항

- "그냥 참고 견디세요"라는 말은 금지

- 스트레스 장애는 의지로 해결할 수 있는 문제가 아님

- "스트레스 반응은 자연스러운 것이고, 관리할 수 있어요."

- **응급상황 대처법 안내**

    - "갑자기 불안해질 때는 천천히 호흡하며 현재 상황에 집중하세요."

    - "따뜻한 물을 마시거나 스트레칭을 하면 긴장을 완화할 수 있어요."

- **전문 치료 연계**

    - "스트레스가 심해서 일상생활에 지장을 준다면 정신건강의학과 상담을 고려해 보세요."

Point

스트레스 장애는 현대인에게 흔하지만, 적절한 대처 없이 방치하면 만성화될 수 있으니 환자의 감정을 공감하며 올바른 관리법을 제시하는 것이 중요하다. 약사는 스트레스 완화에 도움이 되는 건강기능식품을 추천할 수 있고 생활습관 개선을 안내하며 필요시 전문의 상담을 권유해야 할 것이다.

2
신체증상장애 (Somatic Symptom Disorder, SSD)

1) 정의

신체증상장애(SSD)는 신체적 증상이 뚜렷하게 나타나지만, 그 증상을 의학적으로 충분히 설명할 수 없거나, 환자가 증상에 대해 지나치게 걱정하고 불안을 느끼는 정신적 요인이 핵심인 질환이다. 단순한 건강염려증과는 다르며, 실제 신체적 불편함이 존재하지만 이에 대한 과도한 생각과 감정이 생활에 부정적인 영향을 미친다.

DSM-5에서는 다음 기준을 포함한다.

- 하나 이상의 신체적 증상이 존재하며, 이로 인해 일상생활에 지장이 있음
- 증상에 대한 과도한 생각, 지속적인 불안, 지나친 건강 관련 행동 또는 회피 행동이 나타남
- 최소 6개월 이상 지속됨

2) 자각증상 (환자가 느끼는 증상)

- **신체적 증상**: 지속적인 통증(두통, 복통, 근육통 등), 소화불량, 피로감, 숨 가쁨 등
- **심리적 반응:** 증상이 중대하거나 치명적 질환의 징후라고 믿으며 지속적으로 걱정함
- **행동적 변화:** 병원을 자주 방문하거나, 여러 의사의 의견을 반복적으로 확인하며, 필요 이상의 검사와 치료를 원함

- **일상생활의 영향:** 업무, 사회생활, 가정생활에서 위축되거나 활동을 회피함

3) 증상 파악 (약사의 역할)

- **약국 방문 패턴:** 반복적인 증상 호소, 여러 가지 약을 찾는 경우, 특정 약에 대한 강한 집착을 보임
- **약물 복용 습관:** 같은 성분의 약을 여러 경로로 구입하거나, 진통제, 소화제, 진정제 등을 장기간 구입함
- **대화 속 단서:** "이거 심각한 병이 아닐까요?", "병원에서도 원인을 못 찾았어요", "아무리 검사해도 이상 없다는데 저는 아파요" 등의 표현을 함
- **신체화 증상의 유형:** 스트레스와 연관된 증상 변화를 보임(예: 스트레스가 심할 때 복통이 악화됨)

4) 심리적 접근

- **공감과 경청:** "많이 불편하시겠어요", "그동안 검사도 많이 받으셨네요" 등 환자의 감정을 인정함
- **증상의 정상화:** "이런 증상은 많은 분들이 겪는 흔한 반응일 수 있어요"라고 설명하여 불안을 줄임
- **인지적 재구성:** "이 증상이 심각한 병의 신호일 가능성은 낮습니다"라며 지나친 걱정을 덜어줌
- **스트레스 관리 안내:** 명상, 운동, 규칙적인 생활 습관 등을 권유하여 심리적 안정을 유도함

5) 약사 솔루션

- **약물 사용 지도**
  - 불필요한 약물 복용을 줄이고, 장기 사용 시 위험성 설명함
  - 증상 완화를 위한 최소한의 약물을 추천함(예: 소화불량 시 위장약 단기 사용).

- **기능성 건강식품 추천**
  - 신체화 증상이 있는 경우 마그네슘(근육 이완, 스트레스 감소), 오메가-3(항염증, 정신 건강), 유산균(소화기 건강) 추천 가능함

- **심리적 개입**
  - 약물보다 생활습관 개선을 우선 권장함
  - 스트레스 조절법을 안내함(심호흡, 수면 관리, 운동).

- **의료기관 연계**
  - 지속적인 불안, 우울, 심각한 생활장애가 동반될 경우 정신건강의학과 상담을 추천함

6) 상담 시 주의사항

- **증상을 과소평가하지 않기**: "별거 아니에요" 같은 반응은 자각증상이 심한 환자의 불신을 초래할 수 있음
- **약물 오남용 요구에 휘둘리지 않기**: "이 약이 없으면 못 살겠어요"라는 식의 집착적 요구에 신중한 태도를 유지함
- **반복 방문 시 일관된 태도 유지**: 동일한 증상으로 자주 방문할 경우, 일관되게 상담하면서 비약물적 접근을 강조함

- **환자의 불안을 인정하면서도 극복할 수 있도록 유도**: "불안할 수 있지만, 관리할 수 있습니다" 같은 긍정적 메시지를 지속적으로 전달함

Point

약국에서 신체증상장애 환자를 만났을 때 호소하는 증상에 대한 약을 우선 주기보다는 심리적 요인을 고려한 상담과 생활습관을 개선할 수 있는 구체적인 방법을 제시하여 환자에게 원인치료를 할 수 있도록 도움이 되어야 할 것이다.

3
섭식장애(Eating Disorder)

1) 정의

섭식장애(Eating Disorder)는 비정상적인 식사 행동과 체중에 대한 왜곡된 인식으로 인해 신체적·심리적 문제가 발생하는 질환이다. 섭식장애는 신체적 건강뿐만 아니라 정신 건강에도 큰 영향을 미치며, 치료가 어려운 만성화될 가능성이 높은 질환으로 DSM-5에서는 대표적으로 다음과 같은 주요 유형을 포함한다.

- **신경성 식욕부진증(Anorexia Nervosa)**: 체중 증가에 대한 극심한 두려움으로 극단적인 식사 제한을 하는 장애
- **신경성 폭식증(Bulimia Nervosa)**: 반복적인 폭식 후 구토, 이뇨제·하제 사용 등의 보상 행동을 동반하는 장애
- **폭식장애(Binge-Eating Disorder, BED)**: 구토 등의 보상 행동 없이 반복적인 폭식을 하는 장애
- **회피적/제한적 음식섭취 장애(Avoidant/Restrictive Food Intake Disorder, ARFID)**: 특정 음식이나 식사 자체에 대한 극단적인 회피로 영양 결핍을 초래하는 장애

2) 자각증상 (환자가 느끼는 증상)

(1) 신경성 식욕부진증 (AN)

- 체중 증가에 대한 극심한 공포를 가짐

- 식사량을 극도로 제한하거나 특정 음식군을 피함

- 신체 이미지에 대한 왜곡 (자신을 과체중으로 인식)이 있음

- 극심한 체중 감소에도 불구하고 여전히 마른 상태를 인정하지 않음

- 피로감, 어지러움, 저혈압, 생리 불순을 호소함

(2) 신경성 폭식증 (BN)

- 짧은 시간 동안 많은 음식을 통제 없이 섭취함

- 폭식 후 구토 유도, 과도한 운동, 하제·이뇨제를 사용함

- 체중에 대한 과도한 걱정이 있음

- 치아 부식(구토로 인한 위산 노출), 식도 염증, 전해질 불균형이 나타남

(3) 폭식장애 (BED)

- 반복적인 폭식 후 강한 죄책감과 수치심을 느낌

- 폭식 후 구토나 하제 사용 없이 체중 증가함

- 스트레스나 감정 기복에 따라 폭식 충동이 심해짐

(4) 회피적/제한적 음식섭취 장애 (ARFID)

- 특정 음식의 맛, 냄새, 질감에 대한 극단적인 거부가 있음

- 영양결핍, 저체중, 성장 장애를 동반함

- 식사 자체에 대한 두려움(예: 질식, 구토에 대한 공포)을 가짐

3) 증상 파악 (약사의 역할)

- **약국 방문 패턴**

    - 다이어트 약, 이뇨제, 하제, 식욕억제제 등을 자주 질문함

    - 에너지 드링크, 카페인 제품, 단백질 보충제에 대한 과도한 관심을 가짐

    - 탈모, 피부 건조, 손톱 약화 등의 신체 변화가 있음

- **식사 관련 언급**

    - "체중이 너무 많이 나가서 아무것도 못 먹겠어요"

    - "살이 찔까 봐 먹고 나서 토해요"

    - "음식을 먹는 게 무서워요"

- **신체적 변화 및 징후**

    - 저체중 혹은 급격한 체중 감소

    - 얼굴과 손발의 부종 (전해질 불균형으로 인한 증상)

    - 잦은 위장 장애(변비, 복통, 위산 역류)

4) 심리적 접근

- **공감과 신뢰 형성**

    - "체중과 식사 문제로 많이 힘드시겠어요."

    - "어떤 이유로 이렇게 식사가 힘드신가요?"

- **식사와 건강의 관계 설명**

    - "우리 몸이 제대로 기능하려면 일정량의 영양소가 꼭 필요해요."

    - "너무 적게 먹으면 오히려 몸이 망가질 수 있어요."

- **스트레스와 감정 조절 안내**

- 스트레스 관리 기법(명상, 운동, 취미 활동) 소개함
- 감정일기를 작성해보도록 추천함(폭식 패턴 파악)

• **전문적인 치료 권유**

- 지속적인 체중 감소, 신체적 위험이 있는 경우 정신건강의학과나 영양 클리닉으로 연결함
- 심리 상담, 행동 치료, 인지치료 병행 필요함을 알림

5) 약사 솔루션

• **영양 보충제 제안**

- 저체중 환자: 고칼로리 영양제, 단백질 보충제, 비타민 D, 철분
- 구토 습관이 있는 환자: 칼륨 · 마그네슘 보충, 위장 보호제
- 폭식 습관이 있는 환자: 크롬(식욕 조절), 프로바이오틱스(소화 기능 개선)

• **약물 사용 주의**

- 하제, 이뇨제 과다 사용 여부를 확인함
- 다이어트 약물(펜터민 등) 오남용 방지에 대한 설명을 함
- 카페인 과다 섭취시 발생할 수 있는 증상을 알림(심박수 증가, 불면 유발 가능)

• **식습관 개선 유도**

- 규칙적인 식사를 유도함(소량씩 자주 먹기)
- 단백질과 복합 탄수화물 위주의 식단을 추천함
- 폭식을 줄이기 위한 작은 그릇 사용과 식사 속도 조절 팁을 제공함

6) 상담 시 주의사항

- **체중에 대한 언급 자제**

  - "너무 말랐어요" "살 좀 빼야겠어요" 같은 표현은 피할 것

  - 체중이 아니라 건강한 식사 습관에 초점 맞추기를 안내함

  도덕적 판단 금지

  - "왜 그렇게 먹어요?" "의지가 부족한 거 아니에요?" 같은 말 금지함

  - 식사 장애는 단순한 습관 문제가 아니라 심리적 질환임을 이해해야 함

- **압박하지 않기**

  - "이제부터 잘 먹어야 해요"보다는 "조금씩 변화를 시도해보세요"라는 식의 유연한 접근이 필요함

- **전문가 도움 연결**

  - 신체적 위험이 클 경우 정신과, 내분비과, 영양 클리닉 추천함

  - 상담 심리사, 정신과 전문의와 협력하여 장기적 관리 필요함

Point

섭식장애는 단순한 식습관의 문제가 아니라 신체적·정신적 건강에 중대한 영향을 미치는 질환이다. 약사는 단순히 다이어트 약을 제공하는 역할이 아니라, 환자의 섭식 패턴을 이해하고 건강한 방향으로 이끌어줄 수 있는 중요한 역할을 할 수 있다. 따라서 상담을 통해 환자의 상태를 이해하고, 적절한 조언과 전문가 연계를 통해 보다 나은 치료와 회복을 돕도록 해야 할 것이다.

4
수면장애 (Sleep Disorder)

1) 정의

수면장애(Sleep Disorder)는 정상적인 수면 패턴이 깨져서 일상생활에 영향을 미치는 상태를 의미한다. DSM-5에서는 수면장애를 크게 다음과 같이 분류한다.

- **불면장애(Insomnia Disorder)**: 잠들기 어렵거나 자주 깨는 등의 지속적인 수면 부족
- **과다수면장애(Hypersomnolence Disorder)**: 밤에 충분히 자고도 낮 동안 과도한 졸음을 느낌
- **기면증(Narcolepsy)**: 갑작스러운 졸음과 근력 저하(탈력발작, Cataplexy)를 특징으로 함
- **호흡 관련 수면장애(Breathing-Related Sleep Disorder)**: 수면무호흡증(Obstructive Sleep Apnea) 등 호흡 문제가 수면을 방해
- **일주기 리듬 수면-각성 장애(Circadian Rhythm Sleep-Wake Disorders)**: 교대근무나 불규칙한 생활로 인해 생체 리듬이 깨짐
- **렘(REM) 수면 행동장애(REM Sleep Behavior Disorder)**: 꿈을 꾸면서 실제로 움직이거나 행동하는 증상
- **하지불안증후군(Restless Legs Syndrome, RLS)**: 다리를 움직이고 싶은 충동으로 인해 수면 방해

수면장애는 단순한 피로 문제가 아니라 만성화될 경우 우울증, 불안장애,

고혈압, 심장질환 등의 위험을 증가시킬 수 있다.

2) 자각증상 (환자가 느끼는 증상)

(1) 불면장애

- 잠드는 데 30분 이상 걸림
- 새벽에 자주 깨거나 일찍 깨어 다시 잠들지 못함
- 수면 후 개운하지 않고 낮 동안 피곤함
- 잠자리에 대한 불안과 초조함

(2) 과다수면장애

- 충분한 수면을 취했음에도 낮 동안 졸림이 지속됨
- 업무 중 졸음으로 인해 집중력 저하
- 낮잠을 자도 개운하지 않음

(3) 기면증

- 갑작스럽게 강한 졸음이 몰려와 수면 상태에 빠짐
- 웃거나 놀랄 때 근력이 갑자기 빠짐(탈력발작)
- 수면 마비(가위눌림), 생생한 몽환적 환각

(4) 수면무호흡증

- 자는 동안 호흡이 멈추거나 거친 코골이
- 밤중에 자주 깨거나 숨 막힘을 느낌
- 아침에 두통, 낮 동안 피곤하고 무기력함

(5) 하지불안증후군

- 다리를 움직이고 싶은 충동(특히 저녁이나 밤에 심함)

- 다리에 불쾌한 감각(저림, 벌레 기어가는 느낌)

- 움직이면 일시적으로 증상이 완화됨

3) 증상 파악 (약사의 역할)

- **약국 방문 패턴**

  - 수면유도제(항히스타민제), 수면보조제(멜라토닌)를 자주 구입함

  - 카페인 음료, 각성제 성분(예: 비타민B 복합제)등을 과다 복용함

  - 수면 부족으로 피로회복제, 고카페인 음료 자주 찾음

- **생활 습관 및 수면 환경 질문**

  - "자기 전에 스마트폰이나 TV를 보시나요?"

    "자려고 하면 생각이 많아지나요?"

    "코골이가 심하거나 자다가 숨이 막힌 적 있나요?"

- **수면 부족이 생활에 미치는 영향 확인**

  - 낮 동안 피로감과 집중력 저하

  - 감정 기복 증가, 불안 · 우울 증상 동반 여부

4) 심리적 접근

- **수면 위생(Sleep Hygiene) 교육**

  - 규칙적인 수면 패턴 유지(매일 같은 시간에 자고 일어나기)

  - 자기 전 카페인 · 알코올 섭취 피하기

  - 스마트폰, TV 사용 줄이기

  - 어두운 환경 조성, 침대에서는 잠만 자기

- 이완 기법 활용

  - 자기 전 스트레칭, 명상, 심호흡 하기

  - 긴장성 불면이 있는 경우 따뜻한 목욕, 차분한 음악 활용하기

- 인지행동 치료적 접근

  - "잠자리에 누우면 생각이 많아진다" ⋯▸ 수면일기 작성으로 패턴 분석

  - "잠을 못 자면 큰일 난다" ⋯▸ "조금 못 자도 큰 문제는 없다"는 긍정사고 유도

5) 약사 솔루션

- 건강기능식품 및 보조제 추천

  - 멜라토닌: 생체리듬 조절, 시차적응에도 도움

  - 마그네슘: 근육 이완, 신경 안정 효과

  - 테아닌, 감태추출물: 긴장 완화 및 수면 보조

  - GABA, 발레리안 뿌리: 신경 진정 작용

- 약물 사용 지도

  - 항히스타민계 수면제(독실아민 등): 단기 사용 권장, 졸림 부작용 설명

  - 진정수면제(벤조디아제핀 등): 의사 처방대로만 복용하도록 강조

  - 하지불안증후군 환자: 철분 부족 여부 확인(철분 보충제 필요 가능)

- 생활습관 개선 지도

  - 낮 동안 햇빛을 많이 쬐고, 저녁에는 조도를 낮춰 멜라토닌 분비 촉진하게 함

  - 취침 전 격렬한 운동 자제함(수면 전 3~4시간 전까지만 운동)

  - 술과 흡연 피하기(알코올은 깊은 수면을 방해함)

6) 상담 시 주의사항

- **불면을 과소평가하지 않기**
  - "조금 피곤하겠네요"라고 지나치지 말고 뇌 해독 등 수면 기능을 강조함
- **약물 의존성 주의**
  - "이 약 없으면 못 자겠어요" 같은 경우 장기 복용 피하도록 전문의와 상담하도록 함
  - 수면유도제는 단기 사용 권장, 장기적인 해결책 필요함을 반복해서 주지시킴
- **체중 및 생활습관 점검**
  - 수면무호흡증이 의심될 경우(코골이, 낮 동안 졸음) 체중 감량 및 병원 상담이 반드시 필요함을 설명함
  - 하지불안증후군이 있는 경우 철분 결핍 확인함
- **전문가 상담 권유**
  - 지속적인 불면, 낮 동안 졸음으로 일상생활이 어려운 경우 신경과, 정신건강의학과 진료를 권유함
  - 기면증, 심한 수면무호흡증 등은 전문적인 진료가 필수임을 강조함

Point

수면장애는 단순한 피로가 아니라 장기적으로 건강에 심각한 영향을 미칠 수 있는 질환이다. 약사는 환자의 수면 패턴을 파악하고, 생활습관 개선을 통하여 자연스럽게 수면을 유도할 수 있도록 도우며, 필요한 경우 의약품이나 멜라토닌 등을 권할 수 있다. 또한 불면이 지속되는 경우 수면의 질과 정확한 원인을 파악하고 치료할 수 있도록 전문가의 진료를 안내해야 할 것이다.

5
사회불안장애(Social Anxiety Disorder)

1) 정의

사회불안장애(Social Anxiety Disorder, SAD)는 타인의 시선이나 평가에 대한 극심한 두려움으로 인해 사회적 상황을 회피하거나 심한 불안을 느끼는 정신질환이다. DSM-5에서는 다음과 같이 정의한다.

- 주요 특징
  - 타인의 평가를 받거나 주목받는 상황에서 극심한 불안
  - 부정적인 평가를 받을 것 같은 사회적 상황 회피
  - 일상생활, 직장, 학교생활에 지장을 초래할 정도로 지속됨
  - 청소년기나 어린 시절부터 증상이 시작되는 경우가 많음

- 진단 기준(DSM-5 요약)
  - 타인의 주목을 받는 사회적 상황(예: 발표, 식사, 면접)에서 강한 불안
  - 부정적인 평가(당혹스러움, 거절, 비판)에 대한 과도한 두려움
  - 이러한 불안으로 인해 사회적 상황을 회피하거나 극심한 고통을 느낌
  - 증상이 6개월 이상 지속됨
  - 일상생활(직장, 학교, 대인관계)에 현저한 지장을 초래함

2) 자각증상 (환자가 느끼는 증상)

사회불안장애 환자는 특정 사회적 상황에서 극도의 불안과 신체 증상을 경험한다.

(1) 정서적 증상

- 발표, 면접, 대화 중 당황하거나 부끄러움을 느낌
- 사람들이 자신을 부정적으로 평가할 것 같은 두려움
- 사회적 상황을 피하려는 회피 욕구가 강함

(2) 신체적 증상

- 얼굴이 붉어짐(안면홍조)
- 심장이 빠르게 뛰고(심계항진), 손발이 떨림
- 지나친 발한(손바닥, 겨드랑이 등)
- 위장 장애(속이 불편하거나 설사)

(3) 행동적 증상

- 발표나 회의 때 목소리가 떨리거나 말이 막힘
- 낯선 사람과 대화하기 어려움
- 모임, 식사, 전화 통화를 피함
- 사회적 상황에서 지나치게 겸손하거나 위축된 태도를 보임

3) 증상 파악 (약사의 역할)

약국을 찾는 환자들이 사회불안장애를 직접 언급하는 경우는 드물다. 하지만 다음과 같은 패턴을 보이는 경우 의심해볼 수 있다.

- **약국 방문 패턴**
  - 긴장 완화, 수면제, 소화제(과민성 장 증후군 관련)를 반복 구입함
  - 알코올(긴장 완화 목적으로), 카페인(집중력 증가 목적으로)을 자주 섭취함
  - 신체 증상(심장 두근거림, 발한, 위장 장애)에 대한 호소를 자주 함

- **생활 패턴 질문**

  - "사람들 앞에서 이야기할 때 긴장하시나요?"

  - "회의나 발표 전에 속이 불편하거나 화장실을 자주 가나요?"

  - "낯선 사람과 대화할 때 불편함을 느끼시나요?"

- **심리적 요인 파악**

  - "사람들 앞에서 실수하면 큰일 난다고 생각하시나요?"

  - "사회적 상황이 너무 부담스러워서 피한 적이 있나요?"

4) 심리적 접근

사회불안장애는 단순한 수줍음이 아니라 인지적인 왜곡과 부정적인 자기 이미지가 중요한 역할을 한다.

- **인지행동치료(CBT) 기법 활용**

  - 자동적 사고 수정: "실수하면 사람들이 날 싫어할 거야" …→ "사람들은 실수에 그렇게 신경 쓰지 않는다"

  - 노출 치료: 회피하던 사회적 상황을 점진적으로 경험하도록 유도함

- **이완 훈련**

  - 복식 호흡, 근육 이완법(점진적 근육 이완법) 활용

– 발표 전 심호흡, 명상을 연습함

- **마음 챙김(Mindfulness) 기법**

    – 현재 순간에 집중하도록 연습함(타인의 평가에 대한 집착 감소)

    – 불안을 인정하고 받아들이는 연습을 함

5) 약사 솔루션

사회불안장애 환자들은 긴장을 완화하려는 목적으로 특정 성분을 찾는 경우가 많다.

- **건강기능식품 및 보조제 추천**

    – 테아닌(Theanine): 긴장 완화, 스트레스 감소

    – 마그네슘: 신경 안정, 근육 이완

    – GABA: 신경 진정 효과

    – 감태추출물: 스트레스 감소, 항불안 효과

    – 오메가-3: 뇌 기능 개선, 불안 완화

- **약물 복약 지도**

    – 베타차단제(프로프라놀롤 등)

    – 진정수면제(벤조디아제핀계)

    – 항우울제(SSRIs, SNRIs)

- **생활습관 개선 지도**

    – 카페인, 니코틴, 알코올 섭취 줄이기(불안 증상 악화 가능)

    – 규칙적인 운동(유산소 운동이 불안 감소에 효과적)

    – 수면 패턴 유지(불규칙한 수면은 불안 악화)

6) 상담 시 주의사항

- **사회불안장애를 성격 문제로 치부하지 않기**
  - "조금만 더 용기 내면 괜찮아질 거예요"보다는 "충분히 치료가 가능한 질환입니다"라고 설명함

- **즉각적인 약물 사용보다는 심리적 접근 먼저 고려**
  - "약을 먹으면 나을까요?"보다는 "긴장 완화 방법을 함께 찾아보는 것이 좋아요"라고 유도함

- **필요하면 전문가 상담 권유**
  - 증상이 심해서 사회적 활동이 어려운 경우 정신건강의학과 상담을 추천함
  - 불안이 지속되면서 우울 증상이 동반될 경우 전문가의 적극적인 개입 필요함

- **환자의 불안을 공감하고 지지하기**
  - "이런 불안감을 느끼는 분들이 많아요. 천천히 극복할 수 있어요"라고 격려함
  - "처음부터 완벽하게 안 되는 게 당연해요. 작은 목표부터 시작해 보세요"라고 조언함

Point

사회불안장애는 단순한 수줍음이 아니라 지속적인 불안과 회피로 인해 삶의 질을 떨어뜨리는 질환이다. 약사는 환자의 신체적 증상과 생활 패턴을 고려하여 전문가 상담을 연결하고, 처방약을 복용하는 환자에게는 복약지도와 함께 마음챙김 명상 등을 통하여 증상의 호전에 도움이 될 수 있도록 중재해야 할 것이다.

6
만성피로장애(Chronic Fatigue Syndrome, CFS)

1) 정의

만성피로장애(Chronic Fatigue Syndrome, CFS)는 신체적 또는 정신적 활동 이후에도 회복되지 않는 심한 피로가 6개월 이상 지속되는 질환이다. 단순한 피로와 달리 휴식으로도 개선되지 않으며, 집중력 저하, 수면 장애, 근육통 등 다양한 신체적·인지적 증상을 동반한다. DSM-5에서는 만성피로장애를 독립적인 정신질환으로 분류하지 않지만, 신체증상장애(Somatic Symptom Disorder) 또는 신경인지장애(Neurocognitive Disorder)와 관련될 수 있다고 본다.

주요 특징

- 6개월 이상 지속되는 원인불명의 피로
- 휴식으로도 회복되지 않음
- 인지 기능 저하 및 다양한 신체 증상 동반
- 활동 후 회복이 느리거나 증상이 악화됨

2) 자각증상 (환자가 느끼는 증상)

CFS 환자들은 다음과 같은 신체적, 정신적 증상을 경험한다.

(1) 신체적 증상

- 지속적인 피로감, 전신 쇠약

- 수면장애(불면증, 과다수면, 수면 후 개운하지 않음)

- 근육통, 관절통, 두통

- 인후통, 림프절 압통(감기 증상과 유사)

- 장기적인 미열, 오한

- 운동 후 극도의 피로(운동 후 회복 지연)

(2) 인지 및 정신적 증상

- 집중력 저하, 기억력 감퇴(브레인 포그)

- 우울감, 불안감 증가

- 무기력, 의욕 상실

- 사회적 활동 회피

(3) 행동적 증상

- 직장, 학업, 가사 수행 어려움

- 활동량 감소, 장기간 침대에서 생활하는 경향을 보임

- 스트레스나 환경 변화에 대한 과민하게 반응함

3) 증상 파악 (약사의 역할)

약국에서 만성피로장애라고 직접 언급하는 환자는 드물다. 그러나 다음과 같은 질문을 통해 증상을 확인할 수 있다.

- **약국 방문 패턴**

  - 비타민, 피로회복제(타우린, 코엔자임Q10) 등을 반복 구입함

  - 진통제(근육통, 두통 완화) 자주 복용함

  - 수면제, 한방안정제, 수면 유도 제품에 대한 문의를 자주 함

- 생활 습관 질문

  - "아무리 쉬어도 피곤함이 사라지지 않나요?"

  - "최근 기억력이나 집중력이 떨어졌다고 느끼세요?"

  - "운동 후 피로가 오래 지속되나요?"

- 심리적 요인 파악

  - "피곤함 때문에 일상생활이 어렵나요?"

  - "최근 우울하거나 무기력한 기분이 지속되나요?"

4) 심리적 접근

만성피로장애는 신체적 질환뿐만 아니라 심리적 요인도 중요한 역할을 한다.

- 인지행동치료(CBT) 적용

  - "나는 피곤해서 아무것도 못 해" … "조금씩 활동을 늘려볼 수 있어"

- "이 피로는 절대 나아지지 않을 거야" … "관리하면 좋아질 수 있어"

- **스트레스 관리 기법**

  - 명상, 요가, 심호흡법

  - 감각 자극(아로마 테라피, 마사지) 활용

- **생활 패턴 조정**

  - 과도한 활동 후 피로가 심해지는 것을 방지하기 위해 균형 잡힌 활동을 강조함

  - "한 번에 많은 일을 하려 하지 말고, 하루 일정 중 적절한 휴식을 포함하세요."

5) 약사 솔루션

CFS 환자들은 피로 완화를 위해 다양한 보조제를 찾는다.

- **건강기능식품 추천**

  - 코엔자임Q10(CoQ10): 미토콘드리아 에너지 생성 촉진

  - 타우린: 피로 회복, 신경 보호

  - 마그네슘: 근육 이완, 신경 안정

  - 비타민 B군(B1, B2, B6, B12): 신경 및 에너지 대사 지원

  - 오메가-3: 염증 조절, 인지 기능 개선

  - 홍경천(Rhodiola rosea): 피로 회복, 스트레스 저항성 증가

  - L-카르니틴: 지방대사 촉진, 근육 피로 감소

- **약물 복약 지도**

  - 항우울제(SSRI, SNRI)

  - 수면제(단기 사용)

- **생활습관 개선 조언**

- 수면 리듬 유지(취침 및 기상 시간 일정하게)

- 규칙적인 가벼운 활동하기(걷기, 요가)

- 항염증 식단 실천(가공식품 줄이고, 신선한 채소 · 과일 섭취)

6) 상담 시 주의사항

- **단순한 피로로 단정짓지 않기**

  - "그냥 쉬면 괜찮아져요"보다는 "장기간 지속되는 피로는 원인을 찾아보는 것이 중요해요"라고 안내함

- **환자의 증상을 공감하고 지지하기**

  - "많이 피곤하시겠어요. CFS는 실제로 존재하는 질환이고, 관리가 가능합니다."

- **생활습관 변화를 급하게 요구하지 않기**

  - "운동을 많이 해야 해요"보다는 "조금씩 무리하지 않는 범위에서 활동을 늘려가면서 지속적으로 하는 것이 중요함을 강조함

- **정신건강 문제를 함께 고려하기**

  - 피로와 함께 우울, 불안 증상이 동반되면 정신건강의학과 상담을 권유함

Point

만성피로장애는 단순한 피로와 다르게 휴식으로 회복되지 않으며, 신체적 · 인지적 증상이 함께 나타난다. 약사는 환자의 증상을 경청하고 적절한 건강기능식품, 약물, 생활습관 개선 방법을 안내하며 필요시 전문의 진료를 연계해야 할 것이다.

7

분노조절장애 (Intermittent Explosive Disorder, IED)

1) 정의

분노조절장애(Intermittent Explosive Disorder, IED)는 사소한 자극에도 과도한 분노 폭발을 보이는 정신질환으로, DSM-5에서 충동조절장애(Im-pulse-Control Disorder)로 분류된다. 환자는 공격적인 언어나 행동을 반복적으로 보이며, 이러한 폭발적 분노가 의도적이거나 계산된 것이 아니라 순간적인 충동 조절의 실패로 발생한다.

진단 기준 (DSM-5 기준)

- 사소한 자극에도 반복적으로 과도한 분노 폭발 (언어적/신체적 공격 포함)
- 분노 폭발이 의도적이지 않고, 경제적 · 사회적 이득을 위한 행동이 아님
- 공격적인 행동이 반복적으로 나타나며, 분노 후 후회하거나 죄책감을 느낌
- 최소 6세 이상에서 진단 가능

IED는 일반적으로 청소년기 또는 초기 성인기에 시작되며, 우울증, 불안장애, ADHD, 알코올 중독과 동반될 가능성이 있다.

2) 자각증상 (환자가 느끼는 증상)

분노조절장애 환자들은 다음과 같은 신체적 · 정신적 증상을 경험한다.

(1) 감정적 증상

- 작은 자극에도 참을 수 없는 분노가 유발됨

- 분노 후 후회하거나 죄책감을 느낌

- 감정 조절이 어려워 사회생활에 문제가 발생함

(2) 신체적 증상

- 심장 두근거림, 얼굴 홍조

- 손떨림, 근육 긴장

- 호흡 곤란, 식은땀

(3) 행동적 증상

- 언어적인 공격을 함(고함, 욕설, 협박)

- 신체적 공격을 함(물건 던지기, 폭력 행사)

- 타인에게 해를 끼치지는 않지만, 분노 표출 후 강한 후회를 느낌

3) 증상 파악 (약사의 역할)

약국에서 환자가 분노조절장애라고 직접 말하는 경우는 드물지만, 다음과 같은 단서를 통해 파악할 수 있다.

- **약국에서의 행동**

  - 직원과의 사소한 언쟁이 잦음

  - 대기 시간이 길어지면 불안정한 태도를 보임

  - 화를 쉽게 내거나, 분노 조절을 어려워함

- **복용 약물 패턴**

  - 항불안제, 진정제(벤조디아제핀)를 장기간 복용중임

  - 알코올 의존성을 보이며 숙취 해소제, 간 보호제를 자주 찾음

– 심장 두근거림을 자주 호소하면서 상담함

- **질문을 통한 증상 확인**

  – "평소 사소한 일에도 화가 많이 나세요?"

  – "화를 내고 나면 후회하시는 편인가요?"

  – "분노가 폭발할 때 신체적으로도 어떤 불편한 증상이 있나요?"

4) 심리적 접근

분노조절장애는 감정 조절이 핵심이므로, 인지행동치료(CBT)와 감정 조절 훈련이 필요하다.

- **분노의 단계 인식하기**

  – 분노가 시작될 때의 신체적 신호(심장 두근거림, 손떨림)를 파악하도록 함

  – 감정이 폭발하기 전에 대응할 수 있도록 자기 인식 훈련을 안내함

- **분노 조절 기술 적용**

  – 심호흡, 명상, 이완 요법을 연습하는 방법을 안내함

  – "멈추고, 생각하고, 반응하기" 연습을 설명함

  – 감정을 언어로 표현하는 연습을 권함 (예: "지금 화가 나요"라고 말하기)

- **인지적 재구성 (Cognitive Restructuring)**

  – "사람들이 나를 무시해!" ⋯→ "바쁠 수도 있고, 나와 상관없는 문제일 수도 있어."

  – "내가 참으면 바보가 돼!" ⋯→ "화를 참는 것이 아니라, 현명하게 대응하는 거야."

5) 약사 솔루션

분노조절장애 환자들에게 도움이 될 수 있는 건강기능식품 및 약물 상담 전략을 정리하면 다음과 같다.

- **건강기능식품 추천**
  - 마그네슘: 신경 안정, 근육 긴장 완화
  - L-테아닌: 긴장 완화, 감정 조절 도움
  - 오메가-3: 신경 보호, 감정 안정
  - 홍경천(Rhodiola Rosea): 스트레스 저항력 증가
  - 비타민 B군: 신경 기능 조절

- **약물 복약 지도**
  - 항우울제(SSRI, SNRI)
  - 베타차단제
  - 항불안제

- **생활습관 개선 조언**
  - 충분한 수면 유지
  - 규칙적인 운동(격렬한 운동보다 요가, 명상 추천)
  - 술, 카페인 섭취 줄이기

6) 상담 시 주의사항

- **환자의 감정을 자극하지 않기**
  - "화를 좀 참아보세요"라는 말은 오히려 역효과임
  - "분노를 조절하는 방법을 연습하면 더 편안해질 수 있어요"라고 안내함

- 공감적인 태도 유지하기

  - "분노가 조절되지 않으면 일상에서 많이 힘드시겠어요."

    "조금만 연습하면 분노를 다룰 수 방법도 있습니다."

- 약물 의존성 주의

  벤조디아제핀: 반복 처방 여부 확인하고 정신건강의학과 지속 상담을 연계함

- 폭력적인 행동이 의심될 경우

  - "최근에 감정 조절이 힘들어 주변 사람이 힘들어한 적이 있나요?"

  - "혹시 스스로를 다치게 하거나, 누군가에게 해를 끼칠 것 같은 생각이 드나요?"

  - 심각한 경우 정신과 전문의 상담 권유함

Point

분노조절장애는 단순한 성격 문제가 아니라, 충동조절의 어려움으로 인해 반복적인 분노 폭발을 경험하는 정신질환이다. 약사는 환자의 감정을 존중하며 생활습관 개선에 대한 안내와 함께 정신건강의학과 상담을 권유하는 것이 중요할 것이다.

8
강박장애(Obsessive-Compulsive Disorder, OCD)

1) 정의

강박장애(Obsessive-Compulsive Disorder, OCD)는 원하지 않는 강박적 사고(obsession)와 이를 줄이기 위한 반복적 행동(compulsion)을 특징으로 하는 정신질환이다. DSM-5에서는 불안장애 범주에서 분리되어 독립된 장애군으로 분류되며, 주된 특징은 통제할 수 없는 강박 사고와 이에 대한 강박 행동이 일상생활을 방해하는 것이다.

진단 기준 (DSM-5 기준)

- 강박 사고 (Obsession): 불안이나 스트레스를 유발하는 지속적이고 원치 않는 생각, 충동, 이미지
- 강박 행동 (Compulsion): 강박 사고로 인한 불안을 줄이기 위해 반복적으로 수행하는 행동이나 정신적 행위
- 강박 사고와 행동이 과도하게 시간을 소모하며, 사회적 · 직업적 기능을 방해
- 강박 행동이 논리적으로 필요하지 않거나, 과도하다고 인식하면서도 중단하기 어려움

예시

- 손 씻기, 청소 반복 (오염에 대한 강박)
- 특정 숫자로 반복적으로 계산하기 (숫자에 대한 강박)

- 특정 방식으로 물건을 정리해야만 하는 강박적 행동 (대칭성 강박)
- 불길한 생각이 들 때 특정 문구를 속으로 반복 (불행을 막기 위한 강박)

2) 자각증상 (환자가 느끼는 증상)

강박장애 환자들은 강박 사고와 행동을 반복적으로 경험하며 심리적·신체적 고통을 겪는다.

(1) 감정적 증상

- 불안, 두려움, 불쾌감이 반복됨
- 강박적 행동을 하지 않으면 견디기 어려운 불안감
- 강박 행동을 수행한 후에도 불안이 완전히 해소되지 않음

(2) 신체적 증상

- 잦은 손 씻기로 인한 피부 손상이 있음
- 강박적 행동으로 인한 피로와 근육이 긴장됨
- 불면증, 소화불량 등 스트레스성 신체 증상이 나타남

(3) 행동적 증상

- 반복적인 행동을 수행함(손 씻기, 문단속 확인 등)
- 특정 절차나 의식을 거쳐야 안심됨
- 남들에게는 비합리적으로 보이는 행동을 지속적으로 반복함

3) 증상 파악 (약사의 역할)

강박장애 환자는 자신의 행동이 비효율적임을 인식하면서도 반복하는 경우가 많다. 약국에서는 다음과 같은 단서를 통해 강박장애를 의심할 수 있다.

- **약국에서의 행동**

  - 손 씻는 제품(소독제, 항균비누)을 반복 구입함

  - "이 약을 꼭 짝수 개로 주세요" 같은 특정한 요구를 함

  - 동일한 질문을 반복하며 안심하려는 행동을 함

- **복용 약물 패턴**

  - 항우울제(SSRI, SNRI)를 장기 복용할 수 있음

  - 수면제(멜라토닌 고함량)를 반복 구입함

  - 위장약(소화제, 제산제)을 자주 구입함(스트레스성 위장 장애 동반 가능)

- **질문을 통한 증상 확인**

  - "어떤 걱정이 반복되면서 그걸 없애려고 자꾸 같은 행동을 하시나요?"

  - "생각을 멈추려고 해도 계속 떠오르나요?"

  - "특정 행동을 하지 않으면 불안한가요?"

4) 심리적 접근

강박장애는 인지행동치료(CBT)를 포함한 심리치료가 효과적이다.

- **노출 및 반응 예방 치료 (ERP, Exposure and Response Prevention)**

  - 강박적 행동을 줄이도록 점진적으로 훈련

    (예: 손 씻기 강박이 있는 경우, 일정 시간 동안 손을 씻지 않는 연습)

- **인지 재구성 (Cognitive Restructuring)**

  - "이 행동을 안 하면 큰일 날 거야" …▸ "실제로 그렇게 될 가능성은 낮아"

- "손을 씻지 않으면 병에 걸릴 거야" ⋯▶ "적절한 위생만 유지하면 충분해"
- **수용전념치료(ACT, Acceptance and Commitment Therapy)**
  - 불안을 억제하는 대신, 불안한 감정을 수용하고 행동을 조절하는 훈련

5) 약사 솔루션

강박장애 환자를 위한 건강기능식품 및 약물 상담 전략을 정리하면 다음과 같다.

- **건강기능식품 추천**
  - L-테아닌: 긴장 완화 및 스트레스 감소
  - 마그네슘: 신경 안정 효과
  - 오메가-3: 뇌 기능 개선 및 감정 조절
  - 홍경천(Rhodiola Rosea): 스트레스 저항력 증가
  - 비타민 B군: 신경 기능 조절
- **약물 사용 지도**
  - 항우울제(SSRI)
  - 삼환계 항우울제(TCA)
  - 항불안제(벤조디아제핀)
- **생활습관 개선 조언**
  - 규칙적인 운동(요가, 명상 추천)
  - 수면 리듬 유지(강박적 사고로 인한 불면증 조절)
  - 카페인 줄이기를 통한 강박적 사고 약화 체험

6) 상담 시 주의사항

- **강박 행동을 직접 부정하지 않기**
  - "그렇게까지 안 해도 괜찮아요"라는 말은 오히려 불안을 증가시킬 수 있음
  - "이 행동이 많이 힘드시죠? 조금씩 줄여 나가면 편해질 수 있어요"라고 안내

- **안심시키는 답변을 반복적으로 주지 않기**
  - 환자는 같은 질문을 반복하며 안심하려는 경향이 있음
  - 반복적인 확신을 주는 것은 강박 행동을 강화할 수 있음
  - "정확한 진단과 치료를 받는 것이 더 도움이 될 수 있어요"라고 유도함

- **약물 의존성 주의**
  - 항불안제(벤조디아제핀) 남용 여부를 확인하고 의사에게 연결함
  - SSRI 복용 중일 경우 중단하면 증상이 악화될 수 있음을 설명함

- **심리적 부담을 덜어주는 접근법**
  - "강박장애는 치료가 가능한 질환이에요. 전문가와 함께하면 충분히 나아질 수 있어요."
  - 정신건강의학과 상담을 부드럽게 권유함 "도움을 받을 수 있는 곳이 있어요"

Point

강박장애는 환자 스스로 불합리하다고 느끼면서도 강박 사고와 행동을 반복하게 되는 질환이다. 약사는 강박 행동을 직접 부정하기보다 환자의 불안을 이해하고, 건강기능식품 추천 및 생활습관 조절을 돕는 것이 중요하며 필요한 경우 정신건강의학과 상담을 권장하되, 환자가 치료를 긍정적으로 받아들이도록 안내해야 할 것이다.

9
주의력결핍 과잉행동장애
(ADHD: Attention-Deficit/Hyperactivity Disorder)

1) 정의

　주의력결핍 과잉행동장애(ADHD)는 주의력 결핍, 과잉행동 및 충동성이 지속적으로 나타나며 일상생활과 사회적 · 학업적 · 직업적 기능에 영향을 미치는 신경발달장애이다.

　DSM-5에서는 ADHD를 주된 증상에 따라 다음과 같이 분류한다.

- **주의력결핍형 (ADHD, Predominantly Inattentive Type)**
  - 주의 집중이 어려움
  - 지시 사항을 따르기 어렵거나 지속적인 과제 수행이 어려움
  - 물건을 자주 잃어버리고 건망증이 심함

- **과잉행동 · 충동형 (ADHD, Predominantly Hyperactive-Impulsive Type)**
  - 가만히 앉아 있지 못하고 몸을 계속 움직임
  - 말을 지나치게 많이 하거나 다른 사람의 말을 자주 끊음
  - 차례를 기다리는 것이 어려움

- **복합형 (ADHD, Combined Type)**
  - 주의력 결핍과 과잉행동 · 충동성이 모두 나타남

진단 기준 (DSM-5 기준, 아동의 경우)

- 12세 이전부터 증상이 나타나야 함

- 6개월 이상 지속적으로 증상이 나타나야 함
- 두 가지 이상의 환경(예: 학교, 가정, 직장)에서 기능 저하를 초래해야 함
- 다른 정신질환(불안장애, 우울증 등)으로 설명되지 않아야 함

2) 자각증상 (환자가 느끼는 증상)

ADHD를 겪는 사람들은 학습, 업무, 대인관계에서 어려움을 경험하며, 심리적·신체적 증상을 동반할 수 있다.

(1) 감정적 증상

- 실패 경험이 반복되면서 자존감이 낮아짐
- 좌절감, 불안감, 감정 기복이 심함
- 스트레스 증가로 인한 예민함

(2) 신체적 증상

- 수면 장애가 있음(잠드는 데 어려움, 자주 깨는 문제)
- 피로감, 두통, 근육 긴장이 증가함

(3) 행동적 증상

- 해야 할 일을 미루고 마무리하지 못함
- 대화 중 주제가 자주 바뀌거나 듣기 어려워함
- 일상적인 정리·정돈이 어려움

3) 증상 파악 (약사의 역할)

약국에서 ADHD 환자를 의심할 수 있는 단서들은 다음과 같다.

- **약국에서의 행동**

- 약국에서 가만히 기다리지 못하고 계속 움직임

- 질문을 여러 개 동시에 하며 집중을 유지하지 못함

- 한 가지 주제를 오래 유지하지 못하고 대화가 산만함

- **복용 약물 패턴**

  - ADHD 치료제 장기 복용

  - 수면제(멜라토닌, 졸피뎀) 처방받거나 구입이 잦음

  - 스트레스성 위장약(소화제, 제산제)을 자주 구입함

- **질문을 통한 증상 확인**

  - "일을 하거나 공부할 때 집중하기 어려운 편인가요?"

  - "가만히 앉아 있는 것이 힘든가요?"

  - "중요한 일을 자주 깜빡하거나 실수를 많이 하나요?"

4) 심리적 접근

ADHD 환자는 단순한 게으름이나 의지 부족이 아니라 신경학적 차이로 인해 집중과 충동 조절이 어려운 것이다. 이를 이해하고 적절한 심리적 지원을 제공하는 것이 중요하다.

- **인지행동치료(CBT, Cognitive Behavioral Therapy)**

  - 행동 패턴을 개선하고, 과제 수행 전략을 훈련함

  - 자기 관리 능력을 향상시키는 목표를 설정함

- **행동치료 (Behavioral Therapy)**

  - 보상 시스템을 활용하여 원하는 행동을 강화함

(예: 숙제를 끝내면 10분 동안 게임을 하는 보상을 제공함)

- **마음챙김 명상 및 이완 기법**

  – 주의력을 향상시키고 충동 조절 능력을 키우는 훈련을 함

  (예: 심호흡, 요가, 명상)

- **정리 및 계획 기술 향상 훈련**

  – 할 일을 작은 단위로 쪼개서 정리하는 습관을 형성함

  – 스마트폰 알람이나 체크리스트를 활용함

5) 약사 솔루션

ADHD 환자를 위한 건강기능식품, 약물 상담, 생활 습관 개선을 정리하면 다음과 같다.

- **건강기능식품 추천**

  – 오메가-3 (EPA/DHA): 뇌 기능 향상 및 집중력 개선

  – 철분 (Iron): ADHD 아동의 철분 결핍과 연관 가능성

  – 마그네슘: 신경 안정 효과, 충동성 감소

  – L-테아닌: 집중력 향상 및 불안 감소

  – 비타민 B군: 신경 기능 조절, 에너지 대사 촉진

- **약물 복약 지도**

  – 중추신경 자극제: 복용시간(불면 우려) 설명

  – 비자극성 ADHD 치료제:, 복용시간(졸음 우려), 효과 발현 기간 설명

- **생활습관 개선 조언**

  – 환경 조절: 조용한 공간에서 공부나 · 업무 수행

－ 운동 습관: 신체 활동으로 충동 조절

　－ 수면 개선: 일정한 시간에 자고 일어나는 습관을 유지

6) 상담 시 주의사항

- **"노력하면 나아질 거야"라는 말은 금지함**

　－ ADHD는 노력의 문제가 아니라 신경학적 차이에서 비롯됨

　－ "더 좋은 방법을 찾아볼 수 있어요"라고 안내함

- **환자의 좌절감을 공감하면서 상담함**

　－ "많이 힘드셨겠어요. ADHD는 조절할 수 있는 방법이 많아요."

- **약물 오남용 주의사항을 인지하게 함**

　－ ADHD 약물(메틸페니데이트)이 학습 능력 향상을 위해 남용될 위험이 있음

　－ "의사 처방에 따라 정해진 용량만 복용해야 해요." 라고 강조함

- **정신건강 상담 유도**

　－ "ADHD는 전문가와 함께 관리하면 훨씬 좋아질 수 있어요."

　－ 정신건강의학과 방문을 권장하되, 강압적이지 않게 설명함

Point

ADHD는 단순한 산만함이 아니라 신경학적 특성으로 인해 발생하는 질환이다. 약사는 ADHD 환자의 행동을 이해하고, 건강기능식품 · 약물 상담과 생활습관 개선을 돕는 역할을 할 수 있다. 필요한 경우 정신건강 전문가의 상담을 유도하여 환자가 적절한 도움을 받을 수 있도록 지원하는 것이 중요할 것이다.

10
공황장애(Panic Disorder)

1) 정의

공황장애(Panic Disorder)는 예상치 못한 공황발작이 반복적으로 발생하며, 이에 대한 지속적인 걱정과 회피 행동이 동반되는 불안장애이다.

- 공황발작(Panic Attack): 갑작스럽게 강렬한 두려움과 신체적 증상이 동반되는 상태로, 보통 몇 분 이내에 최고조에 이르며 10~30분 지속됨.
- 공황발작이 반복적으로 나타나고, 추가적인 발작에 대한 불안이 지속될 경우 공황장애로 진단됨.

DSM-5 진단 기준:

- 예상치 못한 공황발작이 반복적으로 발생.
- 발작 이후 1개월 이상 다음 중 하나 이상 경험:
  - 추가적인 공황발작에 대한 지속적인 걱정.
  - 발작과 관련된 행동 변화 (예: 특정 장소·상황 회피).
- 다른 질환(심혈관계·내분비 질환 등)으로 인한 증상이 아님.

2) 자각증상 (환자가 느끼는 증상)

공황장애 환자는 강렬한 신체적 증상과 정신적 불안을 경험하며, 이를 심각한 질환(심장마비, 질식 등)으로 오인하는 경우가 많다.

(1) 신체적 증상

- 심박수 증가, 두근거림
- 호흡 곤란, 질식감
- 가슴 통증, 흉부 압박감
- 어지러움, 현기증, 실신할 것 같은 느낌
- 발한, 오한, 떨림
- 메스꺼움, 복부 불편감
- 손발 저림, 감각 이상

(2) 심리적 증상

- 극도의 불안감, 공포감
- '곧 죽을 것 같다'는 느낌
- 현실과 분리되는 느낌(비현실감, 이인증)
- 통제력을 상실할 것 같은 두려움

(3) 행동적 증상

- 특정 장소 · 상황(지하철, 엘리베이터 등) 회피
- 외출 기피, 집 안에만 머물려 함
- 건강염려증(심장마비 · 뇌졸중 의심)

3) 증상 파악 (약사의 역할)

공황장애를 의심할 수 있는 약국에서의 단서는 다음과 같다.

- **약국에서의 행동**
  - 갑자기 불안해하며 숨을 몰아쉬거나 가슴을 부여잡음

- "심장이 너무 빨리 뛴다", "숨이 안 쉬어진다"고 호소함

- 공황 증상을 심장병·뇌졸중으로 오인하여 병원을 반복 방문함

- **질문을 통한 증상 확인**

  - "갑자기 심장이 두근거리고 숨이 막히는 느낌이 드나요?"

  - "공황발작이 다시 올까 봐 불안한가요?"

  - "이런 증상 때문에 특정 장소나 활동을 피하나요?"

4) 심리적 접근

공황장애는 생명을 위협하는 질환이 아니며, 적절한 치료와 관리로 증상을 조절할 수 있다는 점을 강조해야 한다.

- **인지 재구성 (Cognitive Restructuring)**

  - "공황발작은 생명을 위협하는 것이 아니라 일시적인 신체 반응이에요."

  - "심장마비가 아니라 교감신경의 과도한 활성 때문이에요."

- **노출 치료 (Exposure Therapy)**

  - 회피 행동을 줄이기 위해 불안한 상황에 점진적으로 노출

    (예: 엘리베이터가 불안하다면 먼저 1층에서 짧게 타보는 연습)

- **호흡 및 이완 훈련**

  - 복식 호흡: 천천히 코로 들이마시고 입으로 내쉬기

  - 근육 이완법: 손발을 꽉 쥐었다가 서서히 풀기

  - 생활 습관 조절: 카페인, 알코올, 니코틴 섭취 줄이기와 규칙적인 운동(요가, 명상, 산책)

5) 약사 솔루션

약사는 공황장애 환자의 약물 복용 지도와 건강기능식품 추천, 생활습관 개선을 돕는 역할을 할 수 있다.

- **건강기능식품 추천**
  - 마그네슘: 신경 안정 및 근육 이완 효과
  - L-테아닌: 스트레스 및 불안 감소
  - GABA: 신경 안정 및 수면 개선
  - 오메가-3: 뇌 기능 및 감정 조절 도움
  - 비타민 B군: 신경 기능 조절
- **약물 복약 지도**
  - 벤조디아제핀계: 빠른 효과, 의존성 위험으로 의사 지시하 복용을 강조함
  - SSRI: 공황장애 1차 선택약, 중단없이 처방대로 복용할 것을 강조함
  - SNRI: 신경 전달 물질 균형 조절로 불안을 완화함을 설명함
- **생활습관 개선 조언**
  - 카페인(커피, 녹차, 에너지드링크) 줄이기
  - 규칙적인 운동, 명상, 호흡법 실천
  - 일정한 수면 패턴 유지

6) 상담 시 주의사항

- **"마음만 편하게 가지세요"라는 말은 금지함**
  - 공황장애는 의지나 마음가짐으로 해결되지 않음
  - "공황발작은 실제로 해롭지 않으며 조절할 수 있어요."

- 응급상황 대처법 안내

  - "공황발작이 올 때는 천천히 호흡하면서 곧 지나갈 증상'이라고 생각하세요."

  - "종이봉투를 이용한 호흡 조절법을 연습하면 도움이 될 수 있어요."

- 전문 치료 연계

  - "공황장애는 치료하면 충분히 좋아질 수 있어요. 정신건강의학과 전문의와 상
    담을 고려해 보세요."

Point

공황장애는 갑작스러운 공황발작과 이에 대한 불안으로 일상생활에 큰 영향을
미칠 수 있는 질환으로 발병률이 증가하고 있다. 약사는 공황 증상을 파악하
고 환자의 불안을 공감하면서, 적절한 치료와 관리로 증상이 개선될 수 있음
을 안내해야 할 것이다.

3장
약사의 자기 관리와 정신건강

약사 정신건강 관리의 중요성

약사가 고객의 정신건강을 효과적으로 지원하려면 먼저 자신의 정신적 안정이 우선되어야 한다. 정신적으로 건강한 약사는 스트레스와 감정을 잘 조절하며, 고객에게 신뢰감 있고 차분한 상담을 제공할 수 있다. 또한, 약사의 정신건강은 직무 만족도와 업무 수행에도 직접적인 영향을 미친다.

업무 과중, 감정 노동, 직무 스트레스 등은 약사의 정신 건강을 위협하는 요인이 될 수 있으며, 이를 적절히 관리하지 않으면 번아웃으로 이어질 위험이 크다. 따라서 자신의 정신건강을 돌보고 균형을 유지하는 것은 고객을 보다 효과적으로 지원하는 데에도 필수적이다. 정신적으로 안정된 약사는 더욱 전문적이고 배려 깊은 서비스를 제공할 수 있으며, 스스로도 직업적 만족감을 높일 수 있다.

약사의 자기 관리의 중요성

약사의 자기 관리(Self-care)란 약사 자신의 정신적 · 신체적 건강을 돌보고 유지하는 과정을 의미한다. 이는 단순한 휴식이나 취미 활동을 넘어, 정신적 피로를 회복하고 직장에서의 스트레스를 효과적으로 관리하며 감정을 건강하게 조절하는 방법까지 포함한다. 특히 약사는 고도의 집중력과 정확성을 요구하는 업무를 하면서 고객의 다양한 요구에 지속적으로 대응해야 하므로,

다음과 같은 전력으로 직무 스트레스를 관리하도록 한다.

- **신체적 건강 유지**: 규칙적인 운동, 건강한 식사, 충분한 수면은 정신건강에 긍정적인 영향을 미치므로 약사는 이를 통해 체력을 유지하고, 정신적인 피로감을 줄이도록 한다.
- **정서적 관리**: 감정 조절은 약사의 정신건강에 중요한 요소이므로 일상적인 스트레스를 관리하고, 자신의 감정을 인식하고 처리하는 방법을 익혀야 한다. 감정일기 쓰기, 명상, 심호흡, 마인드풀니스 등은 정서적 안정에 도움을 줄 수 있다.
- **여유 시간과 취미**: 일과 삶의 균형을 유지하고 취미 활동을 통해 스트레스를 해소할 수 있는 시간을 가지는 것이 중요하다. 좋아하는 활동이나 자연과의 시간은 정신적인 회복에 큰 도움이 된다.
- **감정 표현**: 감정을 억누르지 말고, 적절한 방식으로 표현하도록 한다. 동료와의 대화나 취미 활동을 통해 자신의 감정을 풀어내는 것도 좋은 방법이다.
- **업무 범위 설정**: 약사 혼자서 약국의 과중한 업무에 시달리지 말고, 맡은 업무의 범위를 명확히 하고, 불필요한 업무는 줄이는 것이 중요하다. 또한, 무리한 요구가 있을 때는 이를 정중하게 거절하는 법도 익히도록 한다.

약사의 감정 노동과 감정 조절

약사는 다양한 고객의 감정 상태를 이해하고 적절히 대응해야 하며 특히 어려운 상황에 처한 고객에게 정서적 지원을 제공하기도 한다. 그러나 이러한 감정 노동이 지속되면 정서적 소진과 피로감을 유발할 수 있으니 다음과 같은 감정조절 기법을 적용하면 도움이 된다.

- **경청과 공감:** 고객의 말을 잘 듣고 공감하는 것은 약사가 직면하는 감정적 도전을 다루는 데 중요한 기술이다. 그러나 이때 자신이 감정적으로 소진되지 않도록 경계를 설정하는 것이 중요하다.
- **감정적 거리를 두는 방법:** 고객의 감정에 지나치게 휘말리지 않고, 감정적 거리를 두는 방법을 배우는 것이 중요하다. 자신의 감정을 인식하고, 필요할 때는 한 걸음 물러서서 상황을 객관적으로 바라보는 훈련이 필요하다.
- **감정 정리:** 업무 후, 고객과의 상담에서 느꼈던 감정을 정리하는 시간을 가지는 것이 좋다. 이는 직무에서 받은 감정적 피로를 회복하는 데 크게 도움이 된다.

약사 동료 및 사회적 지원망 활용

약사 동료들과의 협력적인 관계는 정서적 지원을 제공하는 중요한 요소가 된다. 업무상의 어려움이나 스트레스를 공유하는 것만으로도 심리적 위안을 얻을 수 있으며, 함께 해결책을 모색하면서 보다 긍정적인 업무 환경을 조성할 수 있다. 또한, 직장 외에서도 신뢰할 수 있는 사회적 지원망을 구축하는 것이 중요하다. 직장에서 발생하는 스트레스나 감정적 어려움을 해소할 수 있는 방법을 찾고, 필요할 경우 전문가의 상담을 받는 것도 효과적인 해결책이 될 수 있다.

4장
약사의 정신건강 상담 사례와 솔루션

다음은 필자가 직접 상담하고 코칭한 약사의 정신건강 상담 사례들이다. 실제 사례를 통해, 약사들이 겪는 감정적 소진이나 심리적 피로, 그리고 업무와 무관한 개인적인 문제를 어떻게 다룰 수 있는지에 대해 통찰을 얻기를 바란다. (다음의 다섯가지 사례는 상담윤리의 기준에 어긋나지 않도록 일부 내용을 각색한 것임을 밝힌다.)

사례 1 : 업무 스트레스와 감정 소진으로 인한 정신적 피로를 호소하는 약사

호소증상

김 약사는 종합병원 근처의 약국에서 10년 이상 근무한 중견 약사다. 최근 들어 약국의 업무가 과중해지면서 감정적으로 소진되고, 신체적인 피로가 극심해져 직무에 대한 흥미를 잃고 있었다. 특히, 최근 까다로운 고객이 늘어나 그들의 요구와 직장에서의 업무를 동시에 처리하는 데 어려움을 겪으면서 감정적 스트레스가 심해지고 있었다. 여기에 아이가 초등학교에 입학하면서 가정적인 문제로 스트레스가 더해져 수면장애와 우울감을 호소했다.

상담 과정
- **심리적 소진 인식**: 첫 번째로 김 약사에게 감정적 소진의 징후를 정확히 인

식하도록 했다. 감정 소진은 직무에 대한 흥미 상실, 무기력감, 감정적 피로 등으로 나타난다. 김 약사가 경험하는 증상과의 연관성을 명확히 설명하고, 그가 겪고 있는 증상들이 감정 소진의 일환이라는 점을 공유했다.

- **스트레스 원인 파악:** 업무와 가정에서 오는 스트레스를 구체적으로 구분하고, 무엇이 더 큰 영향을 미치는지 분석했다. 김 약사는 특히 고객의 요구 사항과 관련된 스트레스가 크다고 하였고, 이를 해결하기 위한 구체적인 방법을 찾기로 했다.

- **자기 관리 전략 제시:** 김 약사에게 스트레스를 완화할 수 있는 구체적인 자기 관리 방법을 제안했다. 명상, 심호흡, 간단한 운동을 일상에 포함시키는 것, 그리고 일과 후 시간을 자기 자신을 위해 쓰는 시간을 확보하는 것 등이었다. 또한, 약국 고객에 대한 스트레스는 업무의 과정으로 업무 종료와 함께 해소하기 위한 방법을 함께 나누었다.

- **전문가 연계:** 김 약사는 불면증과 불안감을 호소했는데, 증상이 심해지면서 일상적인 생활에 지장이 계속된다고 판단되면 심리치료나 전문적인 상담이 필요할 수 있음을 안내했다. 본인의 요청으로 지역 정신건강 클리닉과 연계를 도와주었고, 심리상담을 받기로 결정을 내렸다.

결과

김 약사는 상담 후, 자신의 감정이 탈진 상태까지 가 있음을 인식하고, 업무에 감정을 이입하지 않고 객관적으로 바라보는 훈련을 하기로 했다. 운동과 글을 쓰면서 하루의 감정을 쌓아두지 않고 버리기를 실천한 결과, 점차 약사 업무에 대한 활기를 회복하고 있다.

사례 2 : 개인적인 문제로 약국 업무에 집중하지 못함을 호소하는 약사

호소증상

이 약사는 부모님과의 갈등으로 감정이 불안정해지면서 어려움을 겪고 있었다. 이로 인해 약국 업무에 집중하기 어려웠고, 고객 응대에도 부담을 느꼈다. 결국 업무 중 조제 실수가 발생했지만, 다행히도 처방전을 발행한 의사가 환자에게 직접 설명하면서 상황은 일단락되었다. 그러나 이 약사는 해결되지 않은 자신의 문제가 업무에 지장을 주는 것에 대해 점점 더 불안감이 심해지고 있었다.

상담 과정

- **감정적 지원 제공:** 이 약사는 자신의 문제를 공개적으로 말하기 어려워했지만, 상담 중에 자신이 겪고 있는 감정적 어려움을 털어놓으면서 마음이 한결 가벼워졌다고 했다. 자신의 감정을 인식하고 표현하는 과정이 매우 중요하다는 점을 강조했다.

- **문제 해결을 위한 단계적 접근:** 이 약사의 개인적인 문제를 해결하려면 먼저 상황을 분리해서 바라볼 필요가 있었다. 그래서 그가 부모님과의 갈등 과정에서 생긴 감정적 어려움을 약국 업무와 별개로 생각할 수 있도록 도와주었다. 약국에서 겪는 업무상의 어려움은 업무에만 집중하도록 하고, 개인적인 문제는 따로 상담을 통해 다루는 방식으로 접근했다. 이렇게 두 가지 문제를 분리하여 다룸으로써 이약사가 상황을 보다 명확히 인식하고 해결할 수 있도록 지원했다.

- **업무 집중을 위한 방법** : 약국 업무에 집중할 수 있도록 작업의 우선순위를 명확히 정하고 한 번에 하나의 일에 집중하기로 했다. 또한, 개인적인 문제에 대하여 생각할 수 있는 시간을 정해놓고, 업무 시간에는 자신의 업무에만 집중할 수 있는 방법을 구체적으로 제시했다.
- **심리적 거리 두기:** 이 약사를 힘들게 하는 사람에게 감정적으로 과도하게 개입되지 않도록 '심리적 거리 두기'를 연습하라고 했다. 즉, 부모님의 간섭이나 감정에 과도하게 영향을 받지 않도록 자신을 보호하는 방법을 연습하도록 했다.

결과

이 약사는 스트레스를 주는 부모님과의 관계를 생각하는 시간을 정해두고, 직장에서 감정적으로 과도하게 개입하지 않으려는 노력 덕분에 약국 업무에 더 집중할 수 있게 되었다. 개인적인 문제에 대해서도 정기적인 상담을 통해 심리적 회복을 이루었고, 결국 부모님과의 문제 해결을 위한 긍정적인 변화를 경험하게 되었다.

사례 3 : 가정내 경제적인 가장이 되어 불안함을 호소하는 약사

호소증상

정 약사는 가정 내의 경제적 문제로 어려움을 느끼고 있었다. 그의 배우자가 직장에서 해고되면서 가정의 경제적 상황이 불안정해졌고, 이로 인해 심리적 압박감이 커졌다. 정 약사는 약국 10년을 마감하고 아이들과 1년을 해외에서 살기로 구체적인 계획을 세운 상황이었는데, 약국을 그만둘 수 없게 되어 절망적이라고 표현했다. 미래 인생이 불안정한 상태라면서 가끔씩 공황증세가 온다고 하였다. 결국, 예민해진 그는 고객과 상담하는 과정에서 언성이 높아졌고, 큰소리로 싸운 자신에 대한 수치심이 견디기 어렵다고 했다. 매일 아침에 일어나면 내면의 불안감을 다스리지 못한 채, 약국에 출근하는 상황이라고 했다.

상담 과정

- **경제적 불안과 감정적 불안 분리하기:** 정 약사는 경제적 문제와 감정적 문제를 혼동하고 있었고, 저는 그 두 가지를 구분하도록 도왔다. 경제적 문제는 실질적인 해결이 필요하지만, 감정적인 불안은 마음의 관리가 필요하다는 점을 설명했다. 정 약사가 경제적 문제를 해결하기 위해 실질적인 계획을 세우고, 이를 위해 어떤 조치를 취할 수 있는지에 대한 구체적인 방법에 대하여 함께 얘기했다.

- **불안 관리 기법:** 정 약사에게 불안감을 다루는 기법들을 소개했다. 이완 훈련, 심호흡, 그리고 정 약사가 좋아하는 음악을 들으면서 감정적 불안을 완화해보겠다고 했다. 또한, 불안이 올 때 이를 받아들이고, 무리하게 해결하려고 하지 않고, 감정을 있는 그대로 인식하는 방법을 안내했다.

- **가족의 지원망 활용:** 시부모님과 매우 가까운 관계에 있는 정약사는 남편의 사직과 관련해서 시부모님께 의논을 하기로 했고, 계획한대로 아이들

과 1년 해외살기를 지원받기로 했다. 심리적인 문제와 경제적인 문제는 모두 혼자서 해결하기 어려운 부분이므로, 적극적으로 가족과 함께 의논하고 지원망을 이용할 수 있는 것도 좋은 방법이라고 강조했다.

결과

정 약사는 상담을 통해 자신의 불안감을 더 잘 인식하고 다루는 방법을 배웠다. 또한, 미래에 대한 불안과 경제적 문제에 대해 현실적인 해결책을 마련하면서 점차적으로 심리적인 안정을 찾아갔다. 일상에서 불안감을 효과적으로 다루는 방법을 배우고 부모님의 도움을 받으면서 약국내 업무에 다시 집중할 수 있게 되었다.

사례 4 : 약국 내 직원 간 갈등으로 인한 인간관계 어려움을 호소하는 약사

호소증상

박 약사는 한 지역에서 25년간 약국을 운영해 온 약국 대표다. 약국의 업무는 익숙해졌고 보람이 크다고 느끼고 있었으나, 최근 몇 달 간 약국 직원들이 대부분 바뀌면서 직원간 갈등이 심화되어 정신적으로 큰 부담을 느끼고 있었다. 근무약사와 직원이 의견 충돌을 일으키고, 직원들간 소통이 거의 없어지면서 약국 분위기가 어두워졌다. 약사는 이 갈등을 중재하려 했으나 오히려 갈등 상황이 점점 더 심화되면서 고객들에게도 피해가 가는 상황이 발생했다. 그러던 중에 새로 채용한 직원들이 모두 사직의사를 밝혔고 심지어 한두명은 의논도 없이 일방적으로 사직일자를 통보했다. 박약사는 약국 운영에 대한 자신감을 잃어가고 있었고, 다시 직원들을 채용해도 같은 상황이 반복될 수 있을 것 같아, 약국을 폐업하고 싶을 정도라고 상담을 요청해 왔다.

상담 과정

- **문제의 본질 파악:** 상담을 시작하면서 박약사에게 갈등의 근본적인 원인에 대해 깊이 파악할 수 있는 기회를 제공했다. 박약사는 직원들의 성격 차이와 업무 스타일 차이로 갈등이 발생했다고 설명했으나, 더 깊은 문제는 관리자의 역할에 대한 불만과 신뢰 부족이 원인이라는 점을 발견했다. 박약사는 갈등을 해결하려는 의지는 강했으나, 새로 입사한 직원들로부터 약국장이 형평성이 없이 편견이 심하다는 불만을 들으면서 직원들의 신뢰를 쌓지 못한 부분을 인정했다.

- **갈등 해결의 기초 이해:** 갈등은 대부분 감정적 요소와 구조적 요소가 결합되어 발생한다. 박약사에게 갈등을 해결하기 위한 첫 번째 단계로, 직원들의 입장을 잘 듣고 그들의 감정을 존중하는 방법을 알려주었다. 감정적인 요소가 갈등을 악화시킬 수 있기 때문에, 각자의 입장에서 느끼는 감정을 표현하는 방법과 이를 관리하는 기술을 연습하는 것이 중요하다고 강조했다.

- **소통의 중요성:** 갈등을 해결하려면 소통의 질이 매우 중요하다. 박약사에게 갈등을 해결하기 위한 첫 번째 단계로, 직원들과의 개별 면담을 통해 서로의 입장을 명확히 이해하고, 문제 해결을 위한 열린 대화가 필요하

다고 제안했다. 또한, 직원 간의 갈등을 개인적인 문제로 한정 짓지 않고, 업무의 효율성을 높이는 방향으로 해결책을 제시하도록 유도했다. '약국 내 문제 해결을 위한 협력'이라는 주제로 회의를 정례화하고 회식하는 방법을 제시했다.

- **감정 노동 관리와 중재 기법:** 박약사는 직원들 간의 갈등을 중재해야 하는 감정 노동이 매우 힘들다고 느끼고 있었다. 감정 노동에서 오는 스트레스를 다루기 위해, 감정을 중립적으로 다루는 방법을 훈련했다. 중재자 역할을 할 때에는 감정적으로 개입하지 않고, 객관적이고 공정한 시각을 유지해야 한다고 강조했다. 또한, 자신이 갈등의 중재자로서 과도하게 감정적으로 소진되지 않도록, 중립적인 위치를 유지하는 방법에 대하여 얘기를 나누었다.

- **갈등 해결 후 후속 관리:** 갈등이 해결된 후에도 갈등의 재발을 막기 위해서는 후속 관리가 필요하다. 박약사에게 직원들 간의 정기적인 피드백을 제공하고, 갈등 해결 과정을 모두가 공유할 수 있는 시스템을 구축하도록 권장했다. 예를 들어, 직원들이 서로 간의 업무 스타일을 존중할 수 있도록 정기적인 티 미팅을 하면서, 갈등 해결 방법을 논의하는 시간을 갖는 것이다. 또한, 직원들에게는 각자의 업무에서 얻은 긍정적인 피드백을 자주 제공하여, 갈등이 생기기 전에 긍정적인 상호작용을 촉진할 수 있도록 유도했다.

- **스트레스 관리와 자기 돌봄:** 갈등을 관리하는 것은 많은 에너지를 소모하는 일이기 때문에, 박약사에게 자기 돌봄과 스트레스 관리를 위한 구체적인 방법을 제시했다. 업무 외 시간을 활용해 좋아하는 꽃꽂이를 하고,

스트레스 해소를 위한 운동과 명상을 권장했다. 또한, 약국 내에서 긴장을 풀 수 있도록 작은 변화를 주는 방법에 대하여도 지속적으로 생각해서 실천해보기로 했다.

결과

박 약사는 상담을 통해 갈등의 본질을 명확히 이해하고, 해결책을 찾기 위한 구체적인 방법을 배웠다. 직원 간의 갈등을 중재하는 과정에서 감정을 중립적으로 관리할 수 있는 방법을 익히고, 이후 약국 분위기 개선을 위한 상호간의 정기적인 피드백을 교환하기로 했다.

또한, 자기 관리와 스트레스 관리를 통해 감정 소진을 방지하고, 약국 운영에 대한 자신감을 되찾을 수 있었다. 이후 새로운 직원을 채용할 때는 근무 중인 직원과 함께 면접을 보게 되었고, 직원의 역할이 강화되면서 약국의 업무 효율성도 높아졌다.

사례 5 : 병원 이전 후, 급성 스트레스로 섭식장애 및 불면증을 호소하는 약사

호소 증상

조 약사는 약국 2층에 있던 이비인후과가 근처 건물로 이전하게 되었다는 사실을 듣고, 초기에는 단순히 처방전이 끊어질 것에 대한 걱정이 있었으나 그 이비인후과가 지인 약사와 함께 근처 건물로 이전하게 되었다는 사실을 알게 되면서 강한 스트레스를 받게 되었다. 조 약사는 인간관계에 대한 실망과 분노감으로 잠을 이루지 못하고 섭식장애까지 찾아왔다. 과도한 스트레스로 식사 패턴의 변하면서 자극적인 음식에 대한 집착을 보였고 급격한 체중 증가가 발생했다. 게다가 피부 가려움증과 설사가 반복되면서 몸과 마음이 피폐해져갔다.

상담 과정

- **초기 상담:** 조 약사는 처음에 자신이 겪고 있는 스트레스의 원인을 명확히 인식하지 못했으나, 상담을 통해 이비인후과의 이전과 그로 인한 처방전의 끊김, 그리고 지인 약사의 입주 소식이 자신의 불안과 스트레스의 주요 원인임을 인식했다. 약사는 경제적 손실과 경쟁에 대한 두려움을 동시에 느끼고 있었으며, 이에 대한 감정적인 반응을 제대로 처리하지 못하고 있었다.

- **정서적 반응 탐색:** 상담을 진행하면서 조 약사는 지인 약사와의 갈등, 의사에 대한 비난, 그리고 그 상황을 수용하지 못하는 감정들이 복합적으로 얽혀 있다는 것을 알게 되었다. 또한, 자신의 자아 존중감이 낮아져 이러한 변화에 대한 극단적인 반응을 보였음을 인지했다. 조 약사는 감정을 억누르는 과정에서 섭식장애와 불면증이 나타나게 되었다는 것도 인식하였다.

- **인지 행동 치료(CBT):** 조 약사는 지인 약사와의 상황에 대한 부정적인 사고를 개선하기 위해 자신의 감정을 분석하고, 비합리적인 생각들이 스트레스를 악화시키는 원인임을 인지했다. 조 약사에게는 그 감정들을 보다 객관적이고 긍정적인 시각으로 바라볼 수 있도록 돕기 위한 인지치료 기법을 적용하였다. 또한, 불면증을 해소하기 위해 수면 위생과 이완 훈

련을 제공하며, 잠자리에 드는 과정에서 스트레스를 완화하는 방법을 함께 논의했다. 멜라토닌을 섭취하면서 일주기리듬을 회복하기로 하였다.

- **섭식장애 대응:** 조 약사는 섭식장애가 스트레스와 불안으로 촉발된 것임을 인식하고, 감정적 반응을 식사와 연결 짓지 않도록 생각을 정리했다. 상담 중에는 식사에 대한 감정을 조절하고, 건강한 식습관을 유지할 수 있도록 돕는 방법을 안내하였다. 또한, 자존감을 회복하고 신체 이미지에 대한 왜곡된 인식을 개선하는 방향으로 접근하였다.

결과

조 약사는 자신의 스트레스 요인을 보다 명확하게 인식하고, 이를 건강하게 다룰 수 있는 방법을 배우게 되었다. 그 결과, 섭식장애와 불면증은 점차 개선되었고 분노와 비난의 감정도 감정을 다루는 방법을 익히면서 점차 감소하였다. 조 약사는 경쟁에 대한 두려움과 스트레스가 자신의 일에 미치는 영향을 줄일 수 있게 되면서 더 긍정적인 태도로 일상생활을 할 수 있게 되었다.

사례 6 : 약국 업무 과중과 개인적 기대 충족 간의 갈등을 호소하는 약사

호소 증상

최 약사는 종합병원 앞 약국에서 7년째 근무 중인 약사다. 주변에 약국이 몇 개 더 생기고 처방전도 감소하면서, 근무약사 수를 줄이게 되어 본인의 업무량이 늘어나 부담감을 크게 느끼고 있었다. 근무 연차별로 정해져 있는 의약품 관리, 직원들의 고객 서비스 체크 등을 동시에 처리해야 하는 상황에서 최 약사는 지속적인 스트레스에 시달리고 있었다. 또한, 최 약사는 현재 약국에서 10년을 근무한다는 자신과의 약속과 미래에 대한 계획이 있었고, 약국에서 인정도 받으려고 하는 강한 욕구가 있었다. 하지만 이러한 욕구와 현실 간의 괴리감이 커지면서 최 약사는 약국 업무에 대한 흥미를 잃고 감정적으로 소진되어가는 상태에서 어떤 결정을 내리는 것이 현명한지에 대한 상담을 요청하게 되었다.

상담 과정

- **업무 과중의 인식과 우선순위 정리:** 최 약사에게 업무 과중의 원인과 그로 인한 스트레스가 어떻게 발생하는지 분석하도록 했다. 최 약사는 약국의 고객 서비스와 관리, 의약품 관리 등 여러 업무를 담당하고 있었으며, 그로 인해 피로감이 누적되고 있었다. 이를 해결하기 위해서는 업무의 우선순위를 정하고, 업무를 분배할 방법을 약국대표와 협의해야 했다. 최 약사는 효율적인 업무 배분과 위임을 통해 스트레스를 줄일 수 있도록 배려해달라고 약국대표에게 말하기로 했다.

- **기대와 현실 간의 괴리 다루기:** 최 약사는 직업적인 성공에 대한 높은 기대를 가지고 있었으나, 현실적으로 과도한 업무에 시달리면서 이 기대를 충족시키기가 어려워져 자신에 대한 실망감과 불안감이 커졌다. 최 약사에게 이러한 기대가 때로는 자신에게 과중한 부담을 줄 수 있다는 점을 설명하고, 현실적이고 달성 가능한 목표를 설정하는 방법을 제시했다. 또

한, 완벽주의를 버리고 '지금 충분히 잘한 것'에 대한 자긍심을 갖는 것이 중요하다고 강조했다.

- **감정적 회복을 위한 자기 관리**: 감정적으로 소진된 최 약사를 위해 스트레스를 해소할 수 있는 자기 관리 방법을 함께 생각했다. 명상, 규칙적인 운동, 취미 생활 등을 통해 신체적, 정신적 회복을 도울 수 있도록 했다. 또한, 업무 외 시간을 전혀 배분하지 않고 일에만 몰두하는 생활에서 벗어나, 자신만의 휴식 시간을 정해놓고 업무이상으로 중요하게 관리할 것을 조언했다.
- **긍정적인 자기 대화와 자기 연민**: 최 약사는 직업에 대한 기대감이 크고, 일이 제대로 되지 않으면 스스로를 강하게 자책하는 경향이 있었다. 따라서 이것은 자신과의 심리적인 거리를 가지고 객관적으로 자신과 긍정적으로 대화하는 법을 연습하기로 했다. 또한, 자기 연민을 통해 자신에게 더 친절하게 대하며 지나치게 자신을 비판하는 것도 멈추기로 했다.
- **전문가와의 연계**: 최약사는 직장에서의 스트레스가 매우 크고 장기간 계속되었기 때문에, 심리적인 지원을 받고 싶다고 했다. 상담 후, 심리적인 지원을 위하여 전문가와의 연계를 도와주었고, 불안을 해소하는 데 도움이 되는 심리 치료를 시작할 수 있도록 했다. 최 약사는 정기적인 상담을 통해 감정적인 소진을 예방하고, 업무에서 오는 스트레스를 다루는 법을 배우기로 했다.

결과

최 약사는 상담을 통해 업무에서 오는 스트레스의 주요 원인들을 분명히 인식하게 되었고, 이를 해결하기 위한 구체적인 방법들을 실천에 옮기기 시작했다. 그는 업무를 적절히 위임하고, 동료들과 협력하는 방법을 익혔으며, 자기 관리와 감정 회복을 위한 일정을 만들었다. 또한, 개인적인 기대와 현실의 균형을 맞추는 법을 배우며, 완벽하지 않아도 충분히 잘하고 있다는 자신감을 되찾았다. 심리적인 회복과 함께 업무에 대한 흥미를 회복하고, 일과 개인 생활에서의 균형을 찾아갔다.

약사의 정신건강 관리는 단순히 개인적인 웰빙을 넘어서, 고객에게 제공하는 서비스의 질에 직결되는 중요한 요소다. 약사가 정신적, 정서적 안정이 확보되지 않은 상태에서 고객과의 상담이나 소통이 이루어지면 고객의 문제를 명확히 이해하고 적절히 대응하는 데 어려움을 겪을 수 있는 반면, 정신건강을 잘 관리한 약사는 고객의 감정 상태나 스트레스를 잘 이해할 수 있어 상담의 질을 높이는 데도 도움이 될 수 있다.

샛별약사와 함께하는
서비스의 여정,
'호감에서 신뢰까지'

1
시작하며 : 약사로서 첫 마음의 소중함

별 약사,

약사가 된 너에게 진심을 담아 이야기를 전하고 싶어. 약국에 오는 고객들이 우리에게 기대하는 것은 생각보다 깊고, 때로는 우리가 상상하는 것 이상으로 큰 의미를 지니고 있어. 우리를 찾는 고객들은 상품을 하나 사기 위해서 오는 단순한 손님이 아니라는 것을, 그리고 그들은 건강에 대한 다양한 걱정을 안고 약국을 찾는다는 점을 기억해 두기 바랄게.

고객들이 약사에게 느끼는 신뢰는 단순히 '약을 잘 아는 전문가'라는 믿음에 그치지 않고 그들의 건강 문제를 진심으로 이해해주는 사람이라는 인식을 가지고 우리를 찾는 거야. 우리가 고객의 이야기 하나하나에 귀 기울이고, 그들이 느끼는 두려움과 불안에 공감해주는 순간, 그 진심은 자연스럽게 전달될 거야. 약사의 진심은 작은 행동에서 시작되지만, 고객이 느끼는 안심과 삶의 질에 미치는 영향은 그 이상의 가치가 있어.

진심을 전달하는 순간

약사 친구가 해 준 이야기야..

혼자 사시는 할머니가 매일 아침마다 약국을 찾아오셔서 밤새 잠을 잘 이루지 못해서 머리가 아프시다고 매일 같은 약을 사 가시곤 했어. 할머니는 평소 몇 가지 질환으로 여러 가지 약을 복용하고 계셨는데, 혹시 처방약을 잘 드시고 계시는지 물었더니, 부작용이 걱정이 되어 모든 처방약을 반 용량으로 줄여 드신다는거야. 얼마나 안타까웠는지 몰라.

단순히 "그렇게 드시면 큰일 나요"라고 답하는 것으로 끝낼 수도 있지만, 할머니가 안심하고 약을 드실 수 있도록 효과와 부작용에 대한 설명을 쉽게 해 드렸어. 그리고 포스트잇에 복용 시간과 방법을 적어 드리고 알람을 맞추는 방법까지 친절히 알려드렸어. 고객의 삶에 조금 더 깊이 관여하는 이런 세심한 배려가 쌓일 때, 고객은 우리에게 진정한 신뢰를 느껴.

할머니는 약사의 배려에 눈시울이 붉어지셨고, "이제야 안심이 되어요. 자식들은 부작용 있는 약을 많이 먹는다고 걱정을 해서 약을 줄여서 먹어보았는데 이것이 문제였네요." 라고 말씀을 하시더라고.

그 뒤로 할머니 얼굴은 조금씩 밝아지셨고 식사도 잘하신다고 했어. 한 달에 한 번씩 처방전을 들고 오실 때마다 약을 제대로 복용하셨는지 매번 확인하고 복약 안내를 해 드려서 약 복용에 대한 두려움이 없어지신거야. 어느 날은 할머니가 집에서 손수 만드신 쑥떡을 가져와서 주시며, "약사님 덕분에…..약사님, 이사 가시면 절대 안 돼요." 라고 하셨을 때의 감동은 잊을 수가 없어.

혼자 사시는 노인이나 만성질환을 가진 고객은 약사를 자신들의 건강을 책임져주는 동반자로 생각하기도 해. 이 약을 왜 복용해야 하는지, 이 약을 복용해서 어떤 변화가 있을지 설명하는 것만으로도 고객은 자신의 상태를 더 잘 이해하고, 건강 관리에 자신감을 가질 수 있어.

고객의 삶 속에서 약사의 역할

약사의 진심은, 고객에게 큰 변화를 만들어 내는 힘이 있어. 우리가 고객의 입장에서 생각하고, 어려운 내용은 고객이 이해할 수 있는 언어와 방식으로 전달할 때, 고객은 약사를 진정한 건강관리 파트너로 인식하게 돼. 어떤 고객은 불안감을 반복적으로 표현하거나, 같은 질문을 여러 번 할 수도 있어. 이런 상황에서도 우리는 그들의 말에 귀 기울이고, 친절하고 차분하게 설명해서 건강이 회복되기를 바라는 약사의 진심을 잘 전달하기 바래.

지금의 첫 마음을 항상 기억하고, 고객에게는 매 순간 진심으로 다가가면서 꾸준히 정진하는 약사가 되기를 바랄게.

Memory point
- **진심 어린 태도가 신뢰의 시작**: 약사의 진심은 고객의 불안과 걱정을 덜어주고 신뢰를 쌓는 데 큰 역할을 한다.
- **세심한 배려와 공감**: 고객의 상황을 이해하고 필요한 설명과 배려를 통해 고객의 삶에 긍정적인 영향을 준다.
- **약사의 역할을 넘어서**: 단순히 약을 전달하는 것을 넘어, 건강 관리의 동반자로서 고객의 안심과 신뢰를 이끌어낸다.

2
무한 경쟁의 시대에서 살아남기

"지금은 무한 경쟁의 시대야. 고객에겐 다양한 선택지가 있어"

별 약사,

약국 근처 한 레스토랑 주차장에서 본 문구가 생각난다.

"다른 데서 식사를 하실 수 있음에도 불구하고 저희를 선택하셨군요. 정말 감사합니다. 맛있는 음식을 준비하고 있겠습니다."

이제는 고객이 선택할 수 있는 대안이 넘쳐나는 무한 경쟁 시대야. 약국도 예외는 아니지. 이제 고객들은 단순히 가까운 약국을 찾는 게 아니라, 자신에게 더 만족스러운 서비스를 제공하는 곳을 찾아가게 될 거야. 이런 시대에 약국이 살아남으려면, 고객 중심의 세밀한 서비스가 무엇인지부터 제대로 이해해야 해.

고객 중심 서비스는 단순히 고객이 원하는 것을 제공하는 걸로 끝나는 게 아니야. 고객이 약국에서 겪는 전체 경험을 설계하고 관리하는 게 핵심이지. 고객은 약을 받는 과정뿐만 아니라, 상담하는 약사의 태도, 약국의 편리함, 그리고 자신을 배려하는 세심한 주의를 기대해.

특히, 약국에서의 서비스 경험은 고객의 신뢰와 호감으로 이어져야 해. 신뢰를 주는 서비스는 고객을 단골로 만들지만, 무성의하거나 일관되지 않은 태도는 고객이 쉽게 등을 돌리게 만들지. 결국 우리가 고객에게 제공해야 하는 건 단순한 약이 아니라, '만족과 신뢰를 기반으로 한 경험 전체'라는 걸 잊지 말자.

무한 경쟁 속에서 약국의 생존 전략

경쟁이 치열한 시대, 약국이 함께 성장하기 위한 전략을 정리해볼게.

고객의 필요를 깊이 이해하기

모든 고객이 같은 기대를 갖고 약국을 찾는 건 아니야. 만성 질환자는 편리한 복약 관리 서비스를 원할 수 있고, 바쁜 직장인은 빠르고 명확한 상담을 원할 거야. 고객마다 다른 니즈를 이해하고, 그에 맞춘 맞춤형 서비스를 제공하는 게 중요해.

차별화된 경험 만들기

고객이 약국을 특별하게 느끼도록 세심한 배려가 필요해. 복용이 까다로운 약에 대해 충분히 설명해주고, 피곤한 고객이 잠시 쉴 수 있는 공간을 마련하는 것처럼 작은 노력들이 특별한 경험으로 남을 수 있어.

지속적인 개선과 피드백 반영하기

혼잡한 시간대에는 운영 방식을 조정하고, 대기 시스템을 도입하는 등 고객의 피드백을 반영하는 게 중요해. 이런 작은 변화가 신뢰를 쌓고, 단골 고객을 만드는 기반이 돼.

진정성 있는 관계 형성

고객을 단순한 구매자가 아니라 건강을 함께 돌보는 동반자로 바라봐야 해. 정기적인 건강 상담을 통해 지속적인 관심을 표현하면, 고객은 약국을 신뢰할 수 있는 공간으로 인식하게 될 거야.

고객 중심의 서비스가 가져오는 변화

약국은 단순히 약을 조제하는 곳이 아니라, 고객의 건강과 삶에 깊이 스며드는 공간이야. 형식적인 응대가 아닌, 따뜻한 관심과 배려가 고객을 오래 머물게 해. 경쟁이 치열한 시대에서도 진정성 있는 서비스는 약국의 가치를 더욱 빛나게 할 거야. 변화에 두려워하지 말고, 고객의 삶에 긍정적인 영향을 줄 수 있도록 실천해 나가길 바랄게.

Memory point

- **고객 중심의 서비스 제공:** 고객의 기대와 필요를 이해하고 이를 반영한 서비스를 제공한다.
- **차별화된 경험 창출:** 고객이 약국을 특별하게 느낄 수 있도록 세심한 배려를 더한다.
- **지속적인 개선과 피드백:** 서비스의 질을 높이기 위해 고객의 의견을 반영하고 발전시킨다.
- **진심 어린 관계 형성:** 고객을 동반자로 생각하고 진정성 있는 관계를 유지한다.

3
현대 서비스의 개념과 변화

별 약사,

과거의 약국 서비스는 빠르고 정확한 조제, 그리고 간단한 복약 상담이 중심이었어. 약사는 권위 있는 조언자로서 고객에게 필요한 정보를 제공하는 역할을 하면서 고객 경험보다는 약의 정확한 전달이 더 중요한 요소로 여겨졌어. 하지만 지금은 고객의 기대 수준이 높아지면서 약국 서비스도 다양하게 변화하고 있어. 단순히 약을 제공하는 것을 넘어, 고객이 약국에서 경험하는 모든 순간을 설계하고 관리하는 것이 중요해졌지. 고객들은 이제 단순한 구매가 아니라, 신뢰, 편안함, 그리고 맞춤형 배려를 기대해. 약국은 더 이상 조제만을 위한 공간이 아니라, 고객과 관계를 형성하고 건강을 함께 관리하는 공간으로 자리 잡아가고 있어.

현대 서비스의 핵심: 고객 경험 중심

현대 서비스의 목표는 고객이 약국을 방문하는 순간부터 다시 찾을 때까지 긍정적인 경험을 제공하는 거야. 이를 위해 두 가지 개념이 중요해.

첫째, **고객 경험 관리**(Customer Experience Management)는 고객이 약국에서 겪는 모든 경험과 감정을 이해하고 만족도를 높이는 과정이야. 방문 시의 첫인사부터 상담 과정에서의 배려, 약 복용 후의 만족까지, 이 모든 요소가 고객의 경험을 결정하지.

둘째, **서비스 디자인(Service Design)**은 고객이 겪는 절차와 과정을 최적화하는 거야. 약국 환경을 정비하고, 대기 시스템을 개선하며, 상담 방식을 조정하는 등 더 편리하고 효율적인 서비스를 제공하는 것이 핵심이지.

고객 중심의 서비스 실천법

고객 중심의 서비스를 실천하려면 단순한 약 전달을 넘어, 고객 맞춤형 케어를 제공해야 해.

당뇨병 환자나 가족이 약국을 방문할 때, 단순히 약을 건네는 것이 아니라 혈당 관리, 식습관 조언, 합병증 예방 상담까지 이어가면서 '주치약사'로서의 역할을 다하고, **고령자 복약 편의 개선을 위해서** 큰 글씨로 복약 시간을 표시하거나, 컬러 라벨로 구분하는 포장 서비스를 제공하는거야.

디지털 기술을 활용한 서비스 혁신

앞으로는 **디지털 기술**을 적극 활용해 더 편리하고 스마트한 서비스를 제공해야 하는데 예를 들면, **복약 알림 서비스로** 환자가 약을 제때 복용하도록 돕고, **모바일 예약 시스템으로 약국** 방문 전에 예약해서 대기 시간을 줄일 수 있도록 하여 약국을 다시 찾고 싶게 만드는 거야.

또한 **비대면 상담 시스템**을 활용해서 몸이 불편하거나 멀리 사는 고객을 위해 원격 복약 상담을 제공하면, 보다 편리하게 건강 관리를 도울 수 있을거야. 특히 이런 시스템을 도입하면 약국의 전문성도 한층 강화될 거야.

<u>Memory point</u>

- **서비스 개념 변화:** 과거에는 단순히 약을 전달하고 복약 상담을 제공하는 것이 핵심이었으나, 현대 서비스는 고객의 전체 경험을 중시하며 편의와 신뢰를 추구한다.
- **고객 중심의 서비스:** 고객이 느끼는 모든 경험을 최적화하고, 고객의 상황과 필요에 맞춘 맞춤형 서비스를 제공하여 신뢰를 형성한다.
- **디지털 기술 활용:** 고객의 편의를 높이기 위해 예약 시스템이나 맞춤형 건강 관리 서비스를 제공한다.
- **예시**: 만성 질환 고객의 맞춤형 복약 지도, 복약 편의를 돕는 라벨링, 디지털 예약 시스템 등을 통해 고객 만족을 실현한다.

4
공감과 신뢰를 쌓아가는 법

"때로는 너의 진심이 고객에게 전해지지 않을까 봐 불안할 수도 있어"

별 약사,

약사로서 때로는 진심을 다해도 그 마음이 고객에게 전해지지 않을까 불안할 때가 있을 거야. 하지만 신뢰는 하루아침에 쌓이는 것은 아니고 단순히 약을 조제하고 복약 안내를 한다고 해서 자연스럽게 형성되는 것도 아니지. 진정한 신뢰는 공감을 통해 만들어지는 거야. 고객이 느끼는 불안과 걱정을 깊이 이해하고, 세심하게 배려하는 공감적 접근이야말로 신뢰를 구축하는 핵심이거든.

공감과 신뢰를 쌓기 위한 세 가지 방법을 이야기해 볼게.

능동적 경청(Active Listening)

고객의 말을 그저 듣는 게 아니라, 감정과 우려를 깊이 이해하고 반응하는 태도가 중요해. 예를 들어, 고객이 "이 약을 먹고 나서 속이 불편한 것 같아요"라고 한다면, 단순히 "식후에 드시면 좀 나아질 거예요"라고 말하는 것이 아니라 "그럴 수 있죠, 속이 불편하면 걱정되실 텐데, 혹시 언제부터 그러셨나요?" 하고 공감하면서 대화를 이어가는 거야. 고객은 자신의 감정을 이해받는다고 느낄 때 비로소 안심하게 되거든.

맞춤형 조언을 통한 신뢰 구축

고객마다 건강 상태와 생활 습관이 다르기 때문에, 그에 맞춘 조언을 해야 해. 바쁜 직장인이 "공복에 약을 먹기가 어려워요"라고 한다면, 그냥 원칙적인 답변을 주는 것이 아니라, "그럼 출근 전에 간단한 요거트라도 드시고 복용하시면 어떨까요?" 하고 현실적인 해결책을 제안하는 거지. 이렇게 맞춤형 조언을 하면, 고객은 진정으로 배려받고 있다고 느껴 신뢰가 쌓이게 돼.

작은 배려로 진심을 표현하기

공감은 말뿐만 아니라, 작은 배려로 실천될 때 더욱 깊이 전달돼.

- 시력이 좋지 않은 고령 고객에게 큰 글씨로 복약 안내서를 작성해 주기
- 복약 시간표를 컬러 라벨로 구분해 쉽게 볼 수 있도록 제공하기
- 디지털 기술을 활용해 복약 알림 서비스를 추천해 주기

이렇게 세심한 배려가 고객의 약국 경험을 더욱 편리하고 긍정적으로 만들어, 결국 약사와의 정서적 연결감을 강화하는 거야.

공감이 만드는 신뢰의 힘

우리가 노력하는 만큼 고객이 바로 알아주지는 않을 수도 있어. 하지만 경청, 맞춤형 조언, 작은 배려가 하나둘 쌓이면, 고객은 자연스럽게 약국을 자신의 건강관리 파트너로 여기게 될 거야. 공감과 신뢰는 단순한 기술이 아니니까. 고객의 말에 귀 기울이고, 그들의 입장에서 생각하며, 작은 불편도 세심하게 살피는 태도가 결국 약사의 진심을 증명해 줄 거야.

혹시라도 "내 마음이 고객에게 전해지고 있을까?" 고민될 때가 있더라도,

지금처럼 묵묵히 실천해 봐. 우리의 진심은 반드시 고객에게 닿고, 신뢰로 이어질 거야.

너는 그런 따뜻한 약사가 될 거라고 믿어.

<u>**Memory point**</u>

- **공감과 신뢰 형성의 중요성:** 고객의 불안과 필요를 경청하고 공감함으로써, 약사와 고객 간의 신뢰를 구축할 수 있다.

- **맞춤형 조언과 세심한 배려:** 고객의 개별적인 상황을 고려한 맞춤형 조언과 작은 배려는 고객의 신뢰를 높이는 데 필수적이다.

- **이론적 접근:** 고객 중심의 공감적 접근과 신뢰 형성을 통해, 약국을 고객에게 긍정적인 경험을 제공하는 공간으로 변화시킬 수 있다.

5
고객의 눈높이에 나를 맞추기

"우리 고객들은 다양한 연령대와 특성을 가지고 있어…"

별 약사,

개인별 맞춤 서비스라는 말을 많이 사용하는데 이것은 단순히 고객의 요구를 맞추는 것만을 의미하지는 않아. 진정한 맞춤 서비스는 고객 중심의 가치 창출이랑 관계 마케팅으로 연결되는 중요한 개념이야. 고객의 건강 상태, 연령, 라이프스타일을 고려한 세심한 서비스를 제공하려면 구체적으로 어떻게 해야 할까?

고객 맞춤형 서비스의 기반 : 관계 마케팅(Relationship Marketing)

관계 마케팅은 고객과 장기적 관계를 구축해가는 과정이야. 특히 만성 질환 환자 같은 경우, 복약 기록을 꾸준히 관리하고, 새로운 처방이 추가될 때마다 환자의 상태를 확인하면서 세심한 조언을 해주면 고객도 약사에게 자연스럽게 의지하게 돼. 고혈압 환자에게는 혈압 관리에 도움이 되는 생활 습관 조언과 함께 부작용 여부를 체크해 주고, 당뇨 환자라면 혈당 수치를 안정적으로 유지할 수 있도록 식단 가이드나 운동 정보까지 제공하며, 노인 환자의 경우, 복용 편의성을 높이기 위해 복약 일정표를 만들어 주거나, 약 포장을 간편하게 변경해주는 서비스를 해야 하지.

고객 중심의 가치 창출(Customer Value Creation)과 맞춤형 서비스

고객 중심의 가치 창출이라는 것은 각 고객이 맞춤 서비스를 통해 자신만의 가치를 느끼게 하는 거야. 건강이 고객에게 가장 중요한 가치라면, 약사는 그 가치를 실현하도록 돕는 역할을 해야 해. 예를 들어, 20대 고객과 70대 고객이 같은 증상으로 약국을 방문했을 때, 약사는 연령대와 생활 패턴을 고려하여 서로 다른 복약 지도와 건강 관리 방법을 안내할 수 있어야 하지. 20대 고객에게는 질환 예방을 위한 생활 습관 개선을 강조하고, 70대 고객에게는 복약 시 주의 사항을 자세히 안내하는 식으로 각각의 필요를 충족시켜주는 거지.

기대불일치 이론(Expectation-Disconfirmation Theory)과 고객 만족

기대불일치 이론이란 고객이 기대했던 것보다 더 나은 서비스를 받으면 만족도가 크게 높아진다는 거야. 예를 들어, 바쁜 직장인이 약국에 찾아와 인공눈물 점안 방법에 대한 설명을 요청할 때, 약사가 고객의 라이프스타일을 고려하여 출퇴근 시간과 근무 시간을 고려한 복약 팁을 제공하고, 피곤해 보이는 고객이 감기약을 사러 왔을 때 수면 습관을 물어보면서 추가적인 조언을 해준다면 고객은 복약 순응도가 높아져서 기대하는 효과를 볼 수 있고 약국에 대한 충성도로 연결된다는 점을 잘 기억하자.

상황 맞춤 이론(Contingency Theory)과 실질적 서비스 제공

상황 맞춤 이론(Contingency Theory)은 고객마다 처한 상황이 다르기 때문에, 모든 고객에게 동일한 방식이 아니라, 상황에 맞는 맞춤형 서비스를 제공해야 한다는 개념이야. 이 이론에 따르면, 복약 안내는 누가, 어떤 상황에서 듣느냐에 따라 서비스 방식이 달라져야 해. 젊은 고객에게는 디지털 친화적 접근으로 약 복용 방법을 QR 코드로 제공하거나, 스마트폰 알림 설정 방법을 안내하고 카톡이나 문자로 복약 리마인드를 보내주는 서비스도 고려할수 있어. 고령 고객에게는 직관적인 시각적 접근으로 복약 안내서를 큰 글씨와 그림 중심으로 제공하면 이해도가 높아지고 약 봉투에 컬러 라벨을 활용하여 복용 시간대별로 구분해주면 편리하지. 또한 외국인 고객에게는 다국어 서비스 활용이 중요한데, 이것은 기본적인 영어 안내문을 준비해 두거나, 번역앱을 활용해 주요 복약 정보를 제공하는 것이고 바쁜 직장인 고객에게는 빠르고 효율적인 상담으로 요점을 간결하게 정리해 제공하는 것이 효과적이야.

이렇게 상황 맞춤 이론에 의한 접근은 각 고객에게 최적의 방식으로 서비스를 전달하여 고객과의 관계가 더 깊어질 거야.

Memory point

- **관계 마케팅**을 통해 장기적 신뢰 관계를 구축하고, 고객이 약사에게 의지할수 있도록 돕는다.
- **가치 창출**을 목표로 개별 고객이 중요하게 여기는 건강과 생활 방식에 맞춰 실질적인 도움을 제공한다.
- **기대불일치 이론**을 통해 고객의 기대를 넘어서는 맞춤형 서비스를 제공하여만족감을 높인다.
- **상황 맞춤 이론**에 따라 각 고객의 상황에 최적화된 서비스를 제공하여, 효과적이고 감동적인 경험을 선사한다.

6
약사의 도덕적 책임과 역할

"나는 9-star Pharmacist 인가"

별 약사,

WHO(World Health Organization)가 발표한 "9-Star Pharmacist" 모델은 약사로서 갖춰야 할 핵심 역할과 도덕적 책임을 잘 설명하고 있어. 이 기준은 약사가 현대 사회에서 고객의 건강과 안전을 지키기 위해 필요한 전문성과 책임 의식을 강조하고 있으니, 이 모델을 통해 약사로서 어떤 자세와 능력을 갖춰야 하는지 스스로를 체크해 볼 수 있기를 바래.

약물 전문가(Medicine Expert)

WHO는 약사를 약물 전문가로 정의하면서, 약물이 인체에 미치는 영향을 정확히 이해하고, 고객에게 안전하고 효과적인 약물 사용을 안내할 수 있는 능력을 강조해. 이를 위해 최신 약물 연구와 임상 시험에 대한 지식을 습득하고, 새로운 치료제, 약물 상호작용, 부작용 정보를 지속적으로 업데이트해야 해. 약물 전문가로서 부작용이나 상호작용 등을 정직하게 설명하고, 관리법까지 안내하는 것이 약사의 책무이니까.

조언자(Counselor)

약사는 단순히 약을 건네주는 것이 아니라, 고객에게 건강 관련 조언을 제공하는 상담자 역할을 맡고 있어. 특히, 복약 지도나 생활 습관 개선에 대한 실행할 수 있는 조언은 고객의 질병 예방과 관리에 큰 도움이 돼. 상담자로서 고객의 생활 습관, 건강 상태를 고려해 개별적인 조언을 제공하고, 편안하게 상담할 수 있는 환경을 마련하는 것은 약사 윤리의 기본이야.

건강 관리 촉진자(Health Promoter)

약사는 건강 교육과 질병 예방에 대한 정보를 제공함으로써 고객이 건강한 삶을 유지하도록 돕는 건강관리 촉진자로의 역할도 있어. 예방 접종 안내, 금연 상담, 영양 교육 같은 공공 보건 활동이나, 지역사회 건강 관리 캠페인 등에 참여하여, 지역 사회의 건강 수준을 높이는데 기여할 수 있어. 이렇게 약사가 건강관리 촉진자로 활동하다보면 지역사회 내 신뢰받는 건강 파트너로도 자리매김하게 되겠지.

치료 관리자(Care Provider)

약사는 약물의 부작용 관찰, 복약 순응도 관리, 그리고 정기적인 약물 재평가 등을 포함한 치료 관리자 역할에서 윤리적 책임을 지게 되는데 이것은 고객의 상태를 지속적으로 모니터링하며, 언제든지 필요한 조치를 취할 준비가 되어 있어야 한다는 것을 의미해.

연구자(Researcher)

약사는 새로운 약물에 대한 연구와 발전을 주도할 수 있는 전문가로서 약물의 효과와 안전성을 증진시키기 위해 지속적으로 새로운 정보를 탐구하고 임상 연구에 참여하여 고객에게 더 나은 치료 옵션을 제공하는 연구자가 되어야 한다는 거야. 여기에는 약사가 약물과 건강에 관한 최신 지식과 정보를 바탕으로 객관적이고 과학적인 근거 중심의 서비스를 제공해야한다는 것도 포함하고 있어.

교육자(Educator)

약사는 자신의 지식을 고객과 동료에게 전달하는 교육자 역할도 해. 복잡한 약물 정보를 알기 쉽게 전달하고, 후배 약사나 다른 의료 전문가와의 협력을 통해 지역사회 내 보건 인식 수준을 높일 수 있어. 윤리적으로, 교육자로서의 약사는 고객이 스스로 건강 관리에 적극적으로 참여할 수 있도록 격려하고, 이 과정에서 쉽게 이해할 수 있는 정보를 제공하여 고객의 참여도를 높이는 것이 중요해.

관리자(Manager)

약사는 약국 운영, 재고 관리, 그리고 약물 보관 등을 통해 약물의 안전성과 효율성을 보장하는 관리자 역할을 해. 윤리적 관점에서 보면, 약국에서 제공되는 약물의 품질과 안전성은 고객의 건강에 직접적인 영향을 미치므로, 약사로서 고객의 안전을 최우선으로 고려하며 자원을 관리해야하는 책임이 있어. 또한 모든 약물과 재고가 안전하게 보관되고 적절히 사용될 수 있도록 꼼꼼하게 점검하는 것도 약사의 관리자 역할이야.

리더(Leader)

약사는 의료 시스템 내에서 리더로서 책임을 다해야 해. 약물 안전을 위한 정책 제안이나, 지역사회 내 약물 안전 교육을 주도하는 등 리더십을 발휘할 기회가 많아. 지역사회와의 협력을 통해 고객이 신뢰할 수 있는 보건 환경을 조성하여 안도와 안심을 제공하는 것이 약사로서의 리더십이야.

의사소통 전문가(Communicator)

마지막으로, 약사는 고객과 원활하게 의사소통하는 전문가로서, 복잡한 약물 정보나 건강 정보를 고객이 이해하기 쉽게 전달하는 역할을 맡고 있어. 약사는 항상 열린 마음으로 고객의 의견을 경청하고, 고객의 건강 상태나 약물 복용 상황을 이해하며 대응해야 해. 윤리적 의사소통은 단순히 정보를 전달하는 것이 아니라, 고객의 불안과 걱정을 함께 나누고 안심시키는 데 큰 역할을 해.

Memory point

- **약물 전문가**로서 정직하고 투명한 정보를 제공한다.
- **건강 관리 촉진자**로서 지역사회와 함께 성장한다.
- **치료 관리자**로서 지속적인 모니터링을 한다.
- **교육자**로서 쉬운 설명과 건강 관리 지침을 제공한다.

7
고객을 위한 윤리적 실천: 약사의 선택 기준

"윤리가 없는 친절은 결국 진심이 없는 관심일 뿐이야"

별 약사,

현대 사회는 정보의 접근성이 높아지고, 고객의 요구가 복잡해지는 만큼, 약국은 점차 고객의 건강과 생명을 다루는 중요한 직업으로 자리 잡는데 투명성과 책임성을 가장 강조되는 시대가 될 거야. 우리 주변에 전문가로서 역량은 높지만 윤리적으로 부끄러운 행동을 해서 비난받는 경우가 종종 있어. 전문가의 지식과 기술은 강력한 도구지만, 이를 윤리적 기준없이 사용하거나 자신의 전문성을 부당하게 이용하는 경우, 고객과 사회에 심각한 피해를 줄 수있지. 따라서 약사로서 고객의 신뢰를 얻기 위해 반드시 지켜야 할 윤리적 책임을 다하기 위한 요소들을 정리해볼게.

정직성과 투명성

정직은 약사에게 필수적인 윤리적 기준이야. 고객이 이해하기 어려운 용어나 복잡한 약물 정보를 설명할 때, 정확하고 투명하게 전달해야 해. 약물의 부작용이나 대체 약물이 있다면 솔직하게 알려줘야 하고, 고객이 스스로 결정할 수 있도록 도움을 주는 것이 중요해. 예를 들어, 고가의 약물 대신 더 경제적인 대체 약이 있는 경우, 정직하게 정보를 제공하여 고객이 자신의 건강과 경제적 상황에 맞는 선택을 할 수 있도록 도와야 해.

고객의 프라이버시 보호

고객의 건강 정보와 개인적 상황은 매우 민감하고 사적인 부분이기 때문에, 이를 보호하는 것은 약사의 기본 윤리야. 고객이 불편함을 느끼지 않고 자신의 건강 상태를 상담할 수 있도록 프라이버시를 보장하는 환경을 조성하는 것도 중요해. 예를 들어, 약국에서 고객이 본인의 건강 문제를 상담할 때에는 소음을 줄이거나 별도의 상담 공간을 마련하여 고객이 안심하고 이야기할 수 있도록 배려하는 것도 필요하지.

전문 지식과 책임 의식

약사는 고객의 건강에 직접적인 영향을 미치는 전문가이기 때문에, 항상 최신 정보를 바탕으로 정확한 조언을 제공해야 해. 전문성은 약사의 권위를 높이고, 고객이 약사에게 안심하고 의지할 수 있게 만들어. 고객이 어려운 건강 문제를 상담할 때, 충분한 지식이 없으면 추측성 조언을 하기보다 병원 방문을 권유하거나 추가로 알아봐 준다고 안내하는 것이 책임 있는 태도야. 약사로서 신뢰 기본은 지속적인 학습을 통한 전문성 강화에 있음을 늘 기억해야 해.

사회적 책임과 약사로서 도덕적 의무

전문가 윤리는 개인의 직업적 의무를 넘어 사회적 책임까지 포함해. 약사는 지역 사회의 건강을 증진시키고, 질병 예방과 건강 관리에 기여해야 하는 책임이 있어. 예를 들어, 고위험 약물의 사용법을 충분히 설명하고, 예방적인 건강 지침을 제공하는 것은 약사의 윤리적 의무이자 고객의 생명과 안전을 지키는 핵심요소가 되는거지.

약사 신뢰도 향상과 사회적 영향력

의료 서비스에서는 한 사람의 실수가 전체 시스템에 대한 불신으로 이어질 수 있기 때문에, 윤리적 기준을 지키는 것이 약사와 의료 체계의 신뢰를 유지하는 데 중요한 역할을 해. 약사의 윤리적 판단은 약사의 권위와 신뢰도를 높이면서, 건강하고 안전한 의료 환경을 만드는 데 기여해.

전문가 윤리를 통한 공동체 기여

약사의 윤리적 책임은 개인의 건강뿐만 아니라, 공동체의 건강에도 영향을 미쳐. 윤리적으로 신뢰받는 약사는 약물 오용을 줄이고, 안전한 의료 환경을 만드는 데 기여해. 약사들이 높은 윤리적 기준을 유지할 때, 공동체 전체의 건강 수준이 향상되는 선순환이 이루어지지.

8
빅데이타를 활용한 약국의 변신

별 약사,

"내 약국은 왜 잘 안될까? 왜 매출이 십년 전과 같을까?"이 질문에 대해 많은 약사들의 답은 단순해. "약국에 오는 고객이 줄었어요." "주변에 약국이 많이 생겼어요" 그런데 이것이 이유의 전부일까?

우리가 정말 필요한 건 고객이 왜 내 약국을 찾지 않는지, 그들이 어떤 기대를 가지고 있는지를 대한 과학적으로 분석해야 해. 그들의 구매 패턴과 행동을 데이터로 파악하고 어떤 전략을 실행해야 할지를 고민해야 해.

필립스 사례를 들어볼게.

필립스가 처음 만든 이유식 제조기는 획기적인 아이디어였어. 재료를 분쇄하고 다지고 끓이는 과정없이 재료를 넣기만 하면 이유식이 만들어지는 제조기는 초기에는 혁신적인 제품으로 큰 인기를 끌었지만 곧 경쟁사들의 모방 제품들이 등장하면서 판매가 급락했어. 필립스는 마케팅 담당자들이 일반적으로 분석하는 '저렴한 가격 경쟁'을 문제로 보는 것에 그치지 않았고 데이터를 분석해서 그 결과를 바탕으로 마케팅 전략을 대대적으로 수정했어. 육아 관련 블로그 1억 4천만 개, 육아 관련 사이트 30여 종을 분석한 결과, 맞벌이 주부들이 이유식을 배달 받아 먹인다는 사실을 발견했지. 이를 바탕으로 필립스는

"엄마가 직접 만들어 먹이는 사랑의 이유식"이라는 메시지를 강조하며, 부모들의 감성을 자극한 결과, 다시 한번 성공을 거두게 되었다고 해.

이 사례에서 중요한 점은 단순히 가격이나 제품의 특성만을 분석한 것이 아니라, 소비자의 행동과 감정을 데이터를 통해 파악했다는 점이야. 약국에서도 왜 더 많은 고객이 내 약국을 찾지 않는지, 왜 특정 제품만 찾는지, 그 이유를 단순히 "경기 불황"이나 "경쟁과열"이라는 이유로 덮어버리지 말고, 데이터 분석을 통해 구체적인 원인을 파악해야 해.

고객의 구매 패턴을 바탕으로 추가 판매를 유도하기

고객 데이터 분석을 통해 고객의 연령대, 성별, 구매 패턴 등을 파악할 수 있어. 예를 들어, 만약 젊은 여성 고객이 리포좀 비타민C를 많이 구매하고 있다면, 그들은 왜 일반 비타민보다 리포좀에 관심이 많은지 다른 성분도 리포좀으로 추천하면 쉽게 구매로 이어질 지, 아닐지를 예측할 수가 있어. 이를 바탕으로 고객에게 필요한 다른 제품의 판매도 유도하는 프로모션을 진행할 수 있겠지. 그리고 고객의 구매 주기를 분석하는 것도 중요해. 예를 들어, 특정 고객이 매달 첫째 주에 마그네슘제를 구매한다면, 그 시점에 맞춰 미리 재고를 준비하고, 해당 고객에게 "근육 떨림에 대한 건강 정보"를 제공하는 서비스가 가능해. 이렇게 고객 맞춤형 서비스를 제공하면, 그 고객은 자신이 필요로 하는 정보를 적시에 받는다고 느껴서 약국에 대한 충성도가 높아지게 돼.

시간대별로 방문하는 고객의 특성도 반영하여 마케팅 전략을 세우기

저녁 시간대에 직장인들이 많이 방문한다면, 그들에게는 피로 회복제나 스트레스 관련 제품을 홍보할 수 있어. "오늘 하루 피로는 여기 두고 가세요" "스트레스가 높은 날, 소화제는 비상"같은 메시지를 통해 직장인들에게 필요한 제품을 추천하는 거지. 또한 주말 가족 단위 고객에게는 야외에서 필요한 외용제에 대한 세트 상품을 기획하고 진열하고 어떻게 보여주어야 관심을 가지는지, 구입을 하는지에 대한 관찰을 하는 것이 아주 중요해.

제품에 대한 리뷰나 검색 데이터를 분석하기

요즘 고객들은 종종 약사의 추천보다 유튜브나 건강 웹사이트에서 제품 정보를 검색하거나, 리뷰를 보고 결정을 내리는 경우가 많지. 그들의 온라인 행동 데이터를 분석하면, 요즘 소비자들이 어떤 제품에 대한 관심이 높은지, 어떤 질문을 많이 하는지 파악할 수 있어. 특정 제품이나 성분에 대한 리뷰나 문의가 많다면, 그 제품에 대한 추가적인 설명이나 프로모션을 제공하여 오용하지 않도록 하면서 약국에서 구입을 촉진하는 전략을 세울 수 있어.

별약사,

약국의 미래는 빅데이터를 잘 활용하는 데 달려 있어. 고객의 숨겨진 패턴을 발견하고, 이를 바탕으로 맞춤형 서비스와 제품을 제공하는 약국이 더 혁신적이고 경쟁력 있는 공간으로 변신할 거야. 데이터 분석을 통해 고객의 요구를 정확히 파악하고, 그에 맞는 서비스를 제공하는 약국은 변화에 빠르게 대응하면서 성장할 수 있을 것이라는 것을 기억하기 바랄게.

Memory point

- **데이터 마이닝**을 활용해 고객의 구매 패턴과 행동을 분석하여, 약국에 필요한 핵심 데이터를 추출한다.

- **맞춤형 마케팅 전략**을 수립하기 위해 고객의 연령대, 성별, 시간대별 구매 데이터를 활용한다.

- **고객의 재방문**을 유도할 수 있는 정기적인 프로모션과 서비스를 제공한다.

- **데이터 기반 의사결정**으로 지속 가능한 성장과 약국의 경쟁력을 강화한다.

〈참고문헌〉

- 권석만. (2018). 현대 이상심리학 (2판). 서울: 학지사

- 디줄리어스, 존. (2017). *고객서비스 혁명* (이영래, 번역). 서울: 시그마북스.

- 이유재. (2020). *서비스 마케팅* (5판). 학현사.

- Americal Psychiatric Association. (2023). *정신질환의 진단 및 통계편람: DSM-5-TR* (권준수 외 역). 학지사. (원저발행 2022년)

- American Pharmacists Association (APhA). (2018). *Pharmacy Service Delivery Models*. APHA.

- International Pharmaceutical Federation (FIP). (2020). *Good Pharmacy Practice Policy*. FIP.

- American Society of Health-System Pharmacists (ASHP). (2021). *Pharmacy Practice in Health Systems*. ASHP.

- Martin, W. B. (2003). *Providing quality service: What every hospitality service provider needs to know*. Pearson.

- Parasuraman, A., Zeithaml, V. A., & Berry, L. L. (1988). "SERVQUAL: A multiple-item scale for measuring consumer perceptions of service quality." *Journal of Retailing*, 64(1), 12-40.

초연결사회
똑똑한 약국은 어떻게 움직이는가

초판 1쇄 인쇄 2025년 3월 10일
초판 1쇄 발행 2025년 3월 15일

저   자 | 주경미
발 행 인 | 정동명
디 자 인 | 서재선
인 쇄 소 | 재능인쇄

펴 낸 곳 | (주)동명북미디어 도서출판 정다와
주   소 | 경기도 과천시 뒷골1로 6 용마라이프 B동 2층
전   화 | 02.3481.6801
팩   스 | 02.6499.2082
홈페이지 | www.dmbook.co.kr / kmpnews.co.kr

출판신고번호 | 2008-000161
ISBN | 978-89-6991-049-3
정가 18,000원